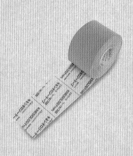

贴贴就不疼

——肌内效贴布帮您摆脱疼痛

物理治疗师 蔡忠宪◎著

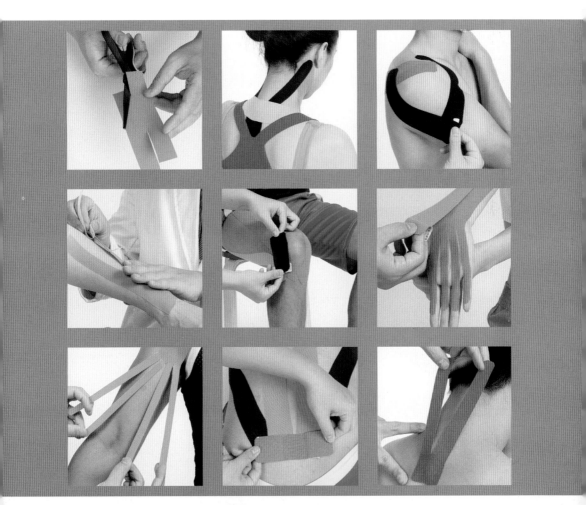

吉林科学技术出版社

图书在版编目（CIP）数据

贴贴就不疼 ：肌内效贴布帮您摆脱疼痛 / 蔡忠宪著
. -- 长春 ：吉林科学技术出版社，2016.8
ISBN 978-7-5578-0215-8

Ⅰ . ①贴… Ⅱ . ①蔡… Ⅲ . ①物理疗法 Ⅳ .
①R454

中国版本图书馆CIP数据核字(2016)第007313号

Tietie Jiu Buteng

贴贴就不疼
Jineixiao Tiebu Bang Nin Baituo Tengtong
——肌内效贴布帮您摆脱疼痛

著　　者　蔡忠宪
出 版 人　李　梁
选题策划　李　征
责任编辑　孟　波　张　卓
特约编辑　张海艳
封面设计　零　渡
制　　版　雅硕图文工作室
开　　本　710mm×1000mm　1/16
字　　数　120千字
印　　张　7
版　　次　2016年8月第1版
印　　次　2016年8月第1次印刷

出　　版　吉林科学技术出版社
发　　行　吉林科学技术出版社
地　　址　长春市人民大街4646号
邮　　编　130021
发行部电话/传真　0431-85677817　85635177　85651759
　　　　　　　　　　　　　　　85651628　85600611　85670016
储运部电话　0431-86059116
编辑部电话　0431-85635185
网　　址　www.jlstp.net
印　　刷　长春人民印业有限公司

书　　号　ISBN 978-7-5578-0215-8
定　　价　29.90元
如有印装质量问题可寄出版社调换
版权所有　翻印必究　　举报电话：0431-85635185

肌内效，对症处理最有效

大约二十年前，当我第一次接触肌内效贴布时，就被它神奇的效果打动了。作为一名运动员，我时常想："如果体育界能提早引进这样的工具，是不是许多受伤的选手就会变得不一样，从而能够取得更好的成绩呢？"为此，我在 2008 年成立了中国台湾肌内效协会，鼓励医疗人员与运动员投入到肌内效贴扎的应用推广中去。这个过程栉风沐雨，如今已经有了一些小的成就。

近年来，市面上陆陆续续出现了一些关于肌内效贴扎的书籍，内容多以运动为主，有些以关节或身体部位进行分类，有些则以运动伤害类型分类。肌内效贴布被引入台湾多年，但始终没有一本针对日常问题可以参考的工具书。

蔡忠宪主任是一位相当有经验的物理治疗师，对运动和医疗方面的肌内效贴扎有多年的临床经验。他除了是中国台湾肌内效协会的认证讲师外，还是肌内效教育委员会的成员之一，协助编撰教材与授课，多年来都不遗余力。

《贴贴就不疼——肌内效贴布帮您摆脱疼痛》这本书对日常生活中常见的问题，包括落枕、过敏、手酸麻、腰痛、小腿胀、足跟痛，甚至平衡感不好等多个方面都详细解释了可能发病的原因，并通过清晰的图片与说明来指导读者使用肌内效贴布自我处理。同时书后还提供了针对各种问题适合的运动方法与动作图片。图文并茂、详细且有条理，正是这本肌内效贴扎工具书最用心的地方！

作为一名长期的肌内效贴布使用者，我诚挚地向您推荐这本既通俗又实用的工具书，让您"对症处理最有效"！

中国台湾肌内效协会　理事长　纪政

肌内效贴扎保健康

我是运动员出身，最了解运动员受伤时的苦闷与难过。在我们当运动员的那个年代，没有像肌内效贴布这么好的防护工具，队医通常是用弹性绷带或没有弹性的白贴来给运动员进行包扎。这种方式经常给运动带来一些不便，而且绷带或白贴也无法长期使用。

肌内效贴扎被引入台湾已经很多年了，它让台湾的运动员在这几年中受益匪浅。这种贴布除了能应对急性运动伤害，更能够预防伤害的发生，从而为运动员提供很好的保护。在平常的居家保健方面，有很多问题也可以通过肌内效贴扎来改善。遗憾的是，目前大众对于肌内效贴扎疗法还停留在一知半解的状态。

我与蔡主任相识多年，也曾经与他讨论过大众需要一本图片清楚、文字浅显易懂、内容贴近日常生活的肌内效贴扎参考书。感谢他在百忙之中抽空撰写此书，书中有非常多的示范图片、详细的流程与注意事项。参照本书，读者在家就能操作肌内效贴布，减缓相应的不适症状。本书更为用心的地方在于它不仅提供了贴扎方法，还提供了适合个人症状缓解的运动方法。肌内效贴扎并搭配好的运动习惯，这才是迈向健康的不二法门。

"健康的"是最值得推荐的，《贴贴就不疼——肌内效贴布帮您摆脱疼痛》就是一本让您健康的好书。书中蕴含了一位物理治疗师多年的经验与想法，通过不依赖药物的方法带给大家健康。我诚挚地将本书推荐给想要健康的您！

中国台湾运动休闲产业经理人协会 理事长
中国台湾肌内效协会 秘书长

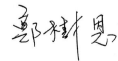

神奇贴布自己贴

"肌内效,奇效不输药!"这是我多年临床的经验总结。大家可能会对在一些运动赛事中看到的选手们身上五颜六色的贴布感到好奇。为什么要贴这种东西呢?其实它没有任何的化学药物成分,完全通过物理作用来达到止痛、消肿、保护组织、提升运动表现的目的。

方法虽好,但要发挥它的功效必须由专业人员来操作。在台湾,各大医院的物理治疗师通常都兼执此业务,只是有些地方会因病人太多,忙不过来而不提供此服务。因此,中国台湾肌内效协会便开设了一些研习班,教导非专业人员,使他们也能够了解肌内效贴扎疗法,拓展此项疗法的效益。

蔡忠宪治疗师就是协会内的资深讲师,很高兴他将多年经验化为图文并茂的参考书,将生活中的常见问题用贴布来解决,并将步骤一步一步清楚说明,给读者提供最好的指导。因为肌内效贴布无药性且具有非侵入性,相对比较安全,所以当大家自己在家操作且获得疗效时会觉得很有成就感。即便无效也无妨,将贴布撕掉就可以了。但要记住以下一些禁忌点:拉力不要太大,有伤口的皮肤不要贴,撕除时要小心、动作要慢。

贴扎操作如能由相关专家完成当然更好,但如果自己照着书中演示按部就班来进行,也能贴出心得、贴出功效来。

好东西一定要和好朋友分享。在此,希望能扩大分享肌内效贴扎这样的好方法。

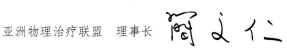

亚洲物理治疗联盟　理事长　简文仁

接触肌内效贴布多年，有幸受前奥运会运动员、现任希望基金会董事长纪政小姐的邀请，开始与肌内效教育结缘。从成立教育委员会到教材撰写、从课程规划到北中南（台北、台中、高雄）授课，匆匆过了三载，过程自是艰难，但也在此中逐渐培育出了许多有兴趣、有抱负的学员。协会在全台湾已经举办了近百场课程，开课至今仍场场爆满。

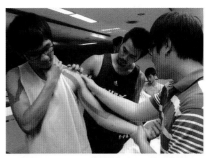

目前还有许多学员会在肌内效协会网站上讨论贴扎心得以及询问相关问题，更是延伸出许多不同的合作机会，并拓展了专业视野。这使我对肌内效贴扎疗法的未来充满了信心，也对所有学员的努力感到佩服。然而，最让我敬重的还是当初纪姐能独具前瞻性眼光，将这项划时代的疗法引进台湾，造福运动员、教练、瑜伽老师乃至于临床病人。

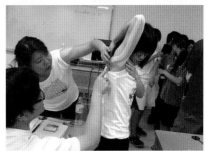

鉴于课程开设的需求日渐增加，而培育协会讲师的每一个步骤都很艰辛、非常之不易，同时有贴扎需求的人又不能长期等待，于是我开始整理日常生活中常见的几种状况，以及适合使用的肌内效贴扎方法，一步一步

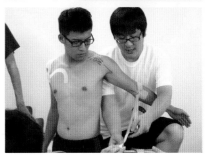

以图文的方式指导大家在家或办公室为自己、为家人、为朋友、为同事服务。

肌内效贴扎尽管有其不可思议的效果，但仍须谨记，如果病症较重，还是要先咨询骨科医师、康复科医师或物理治疗师，通过专业方法解决主要问题。

许多人在进行肌内效贴扎时，可能会抱怨效果不明显，其实往往是因为不对症或贴法不够正确。本书先介绍症状与问题，再搭配图片与清楚的步骤说明，然后给使用者提供正确的方法。书后还介绍了适合的运动方式，供使用者自我训练。这才是物理治疗的真义——仪器治疗缓解症状、徒手治疗矫治身体、运动治疗维持健康。让所有人都可以把本书当作全方位的工具书，使自己迈向更健康的人生。

"付出者的收获"是我所在商会的核心价值，也是我参与到商会中最大的体会。希望大家在分享自己贴扎心得的同时也能收获到别人的分享，让肌内效贴扎疗法通过"付出者的收获"的观念传播给每一位需要的人。这也是我写作此书最重要的目的与精神支柱。

目　　录

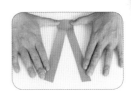

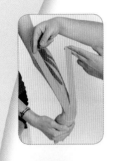
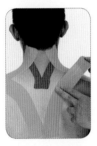
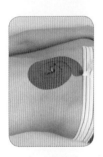
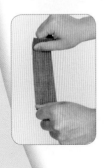

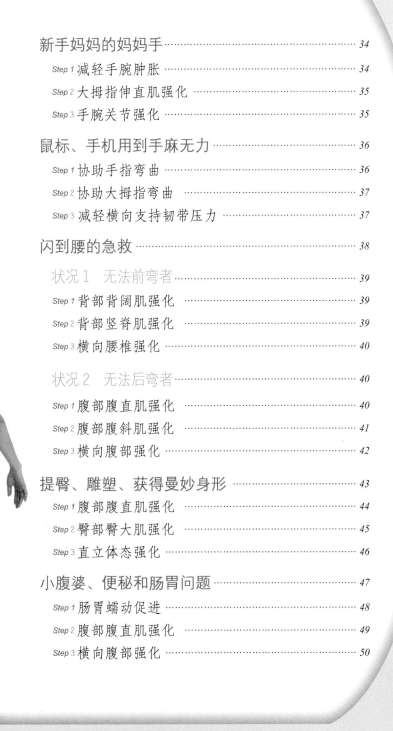

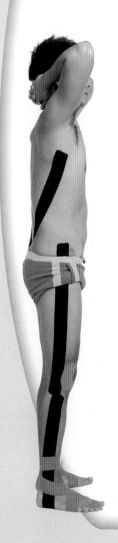

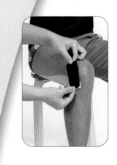

PART 3 搭配肌内效，运动不可少

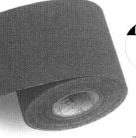

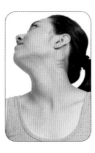

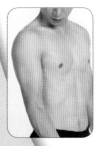

贴扎之前
不能不知道的事

　　肌内效贴布是世界上最受运动员欢迎的防护工具之一，在很多国家更是成为家中常备用品。为了能够帮助患者消除酸痛、促进功能表现，许多物理治疗师和康复科医师也将其运用到了医学领域。

　　想要全面了解肌内效贴布及相关的贴扎技术吗？本章将带您进入肌内效的神奇世界！

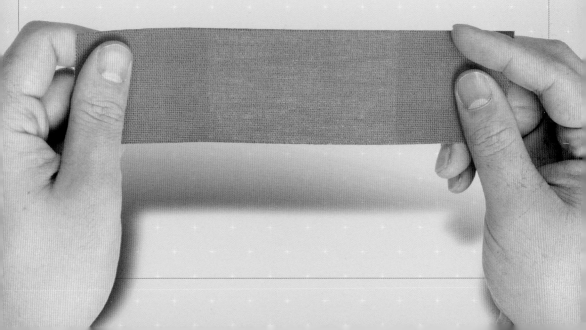

到底什么是"肌内效"

肌内效贴布是一种经过特殊设计的具有弹性、可粘贴在人体上的棉质贴布。贴布背面的波浪状纹理是模仿人体的弹性纤维而设计的。当贴在人体上时，贴布会通过回缩、回弹的力量来模仿和协助肌肉或筋膜用力，以此减少人体的酸痛与不适，它还能通过提拉皮肤以增加皮下组织空间的方式促进水肿的消散。肌内效贴扎疗法最终可达到三项最重要的目的：减少疼痛、增加力量、消除肿胀。

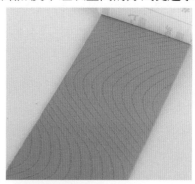

医学研究显示，肌内效贴扎不仅能明显降低因车祸撞击致脖子甩动而引起的颈部疼痛，而且能改善颈部关节的活动度。对于参加铁人赛事的选手来说，肌内效贴扎同样能有效增加他们脚踝的活动度。

对于肩膀疼痛的人，肌内效贴扎不但能使睡眠时及活动中产生的疼痛明显降低，还能改善肩膀的活动——增加肩膀向外抬高的角度，改善肩膀旋转肌群的肌力。研究表明，赛马骑手在接受大腿前后的肌内效贴扎后，四头肌及大腿后肌的肌力、拉力做功的平均功率均得到提升。可见贴扎能够提升肌肉作用效率，进而改善工作表现。

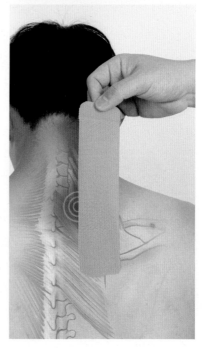

目前，对于健康人群采用肌内效贴扎的效果如何还没有明确的结论，但针

对已经产生疼痛不适的群体，已有确凿证据证实肌内效贴扎效果显著！

乳腺癌切除手术导致的淋巴水肿，被证实可以经过肌内效贴扎逐步消除；未婚女性的痛经问题，也可以通过肌内效贴扎明显减轻；中风患者的平衡能力以及腹腔手术后患者的行走功能，都能通过肌内效贴扎得到明显改善；患有长期慢性背痛的人，在接受肌内效贴扎一周后，疼痛感会明显降低，活动功能与背部肌肉的耐力会明显提高；膝盖疼痛的患者，经过贴扎加肌肉训练后，疼痛感会明显降低，活动度与肌肉柔软度都会得到改善。

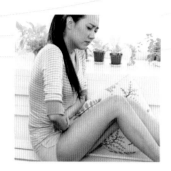

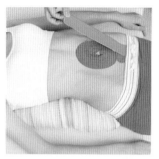

一些手腕退化性疼痛的个别案例在经过肌内效贴扎合并物理治疗后，出现了疼痛减轻、关节活动角度提高以及指力增强的现象。外科医师因长时间固定姿势手术而产生的颈痛与背痛，也能通过在斜方肌、菱形肌以及脊柱旁肌肉处进行贴扎得到改善。虽然目前关于肌内效贴扎疗法的许多研究都在持续进行中，但已经存在的大量证据可充分证明肌内效贴扎在减少疼痛、增加力量、消除肿胀方面具有明显的效果。

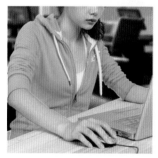

许多长时间操作电脑的人、运动员、教练、医疗人员、重机械操作人员等，往往会因为工作时间长、姿势不正确或突发事件（例如地面不平而致踩空）造成身体各部位的酸痛肿胀。一旦出现身体不适，经医师或物理治疗师判断可通过肌内效贴扎获得改善者，都可以尝试使用肌内效贴扎舒缓不

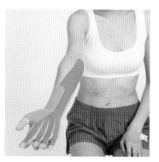

适，并且可在未来的工作或运动中以肌内效贴扎来预防此类伤害的发生。

肌内效贴布其实是相当简单易学的康复工具，很适合在居家生活中使用，用以减轻突发的酸痛与不适。只要通过学习，在肌内效贴扎时做出正确的姿势摆位、给予正确的拉力、找准贴扎的位置，就能达到事半功倍、一贴见效的效果。根据长期使用的临床经验，我发现肌内效贴扎效果不彰往往是因为没有将贴布贴在正确的位置上。因此本书将针对日常生活中最为常见的状况，以详细图解的方式，教给读者贴扎的位置与步骤，让大家都能轻松对症进行肌内效贴扎。

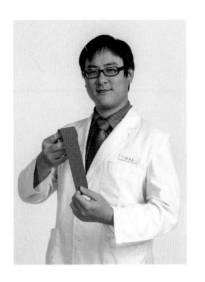

如何选择贴布

很多人在刚接触五颜六色的肌内效贴布时，都会好奇地询问这些贴布是不是有不同的作用效果。在此特向大家澄清，肌内效贴布是不含药物的，它带来的机械效果才是我们要运用的重点。不同颜色的贴布其实在布料、背胶、贴纸方面都是一样的，只是染色不同而已。

当然免不了总会有人有一些偏爱的颜色，一般来说，有些人认为水蓝色

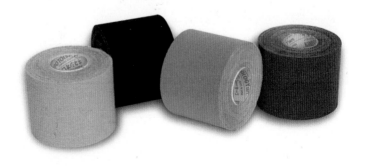

贴布有镇静安定的感觉，桃红色有温暖活跃的感觉，黑色则有阳刚强壮的感觉。就色彩心理学来说确实会有这样的自我感觉存在，但并非水蓝色贴布贴在皮肤上就会有沁凉感，同样桃红色贴布贴在皮肤上也不会有灼热感。

不论厂家和品牌，目前台湾的肌内效贴布宽度都是 5 厘米，长度有 4 米或 5 米不等，贴纸上都会有每 5 厘米一条的横线（一格），其可作为测量与剪裁所需贴布长度的依据。

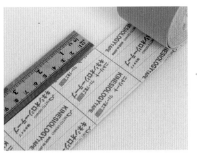
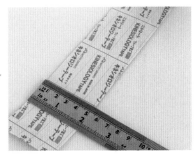

贴布的宽度在台湾虽然固定，但在其他地区也有不同宽度的特制贴布。一般而言，5 厘米宽的贴布即可使用在人体绝大多数的软组织上。就效果而言，越是能够完整包覆住被贴扎的肌肉、肌腱或韧带，机械效果越是理想。

选择贴布时，只要贴扎一段时间后身体并无过敏现象，就是适合自己的贴布，但选择那些有品牌的贴布会比较有保障。同时应避免使用含化学成分过多的贴布，因为天然成分居多的贴布通常不易造成过敏现象，如有必要可向厂商索取制作的材料内容。毕竟贴布是要贴在皮肤上一段时间的，如果你是对化学背胶、棉布或棉花敏感的体质，建议慎重考虑或咨询皮肤科医师后再使用。

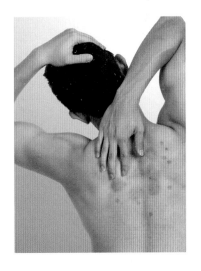

贴布的剪裁与贴扎要诀

剪裁形状

量取适当长度后不进行任何裁切就是 I 型贴布。一般而言，I 型贴布用于促进肌肉或软组织的收缩，不需裁切，直接贴于肌肉上便会有最佳的拉力效果。

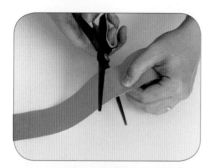

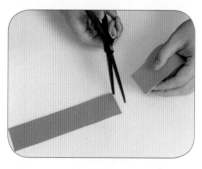

贴扎示范

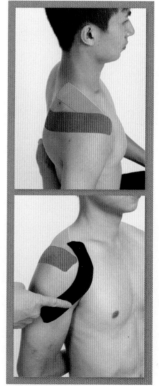

量取适当长度后，在贴布的一端纵向裁切开一定长度就是 Y 型贴布。一般而言，Y 型贴布用于放松被包覆的肌肉或软组织，也可以矫正偏移的游离骨，例如外翻的膑骨。

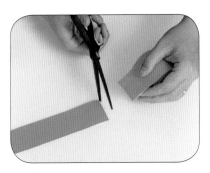

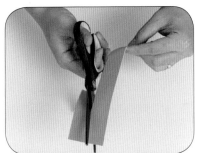

贴扎示范

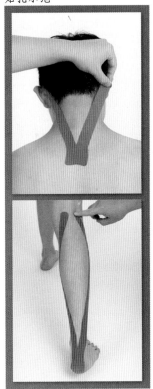

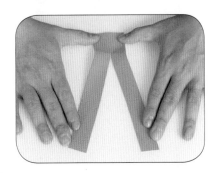

X 型

量取适当长度后，在贴布的两端分别纵向裁切开，但不裁断，就是 X 型贴布。X 型贴布对于单一疼痛的痛点具有提拉减缓痛感的效果，适合用于肌肉上有明确疼痛点的状况。

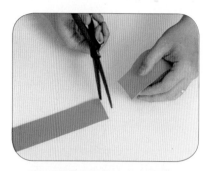

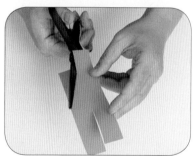

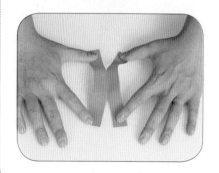

贴扎示范

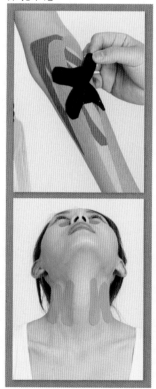

爪型

量取适当长度后，把贴布的一端纵向裁切开，形成数个爪条，就是爪型贴布。一般裁切成 3 条、4 条或 6 条爪状，拉力与宽度较容易掌握。爪型贴布适合用于肿胀区域，作用以消肿为主。

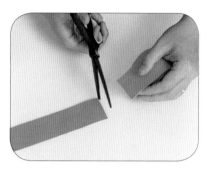

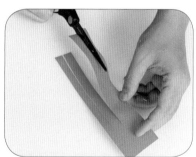

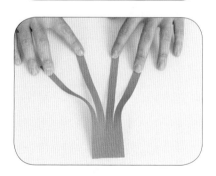

贴扎示范

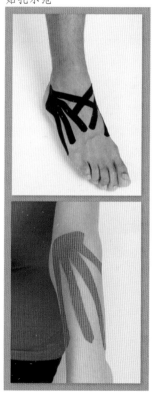

贴扎要诀

肌内效贴扎要点为长度适宜、不碰背胶、锚点稳固、拉力正确、适当摆位、均匀服帖六大项。口诀说明如下：

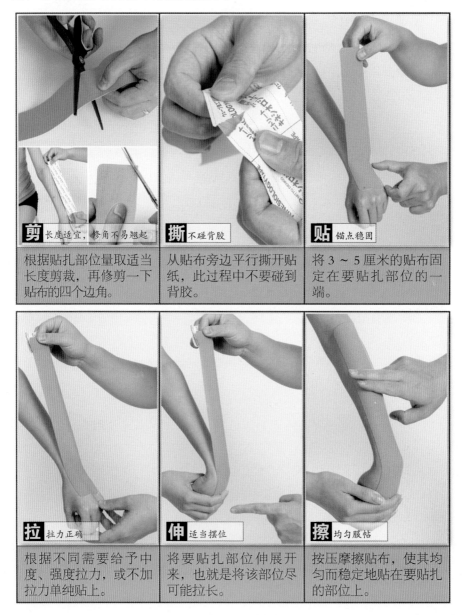

剪 长度适宜，修角不易翘起	**撕** 不碰背胶	**贴** 锚点稳固
根据贴扎部位量取适当长度剪裁，再修剪一下贴布的四个边角。	从贴布旁边平行撕开贴纸，此过程中不要碰到背胶。	将3～5厘米的贴布固定在要贴扎部位的一端。
拉 拉力正确	**伸** 适当摆位	**擦** 均匀服帖
根据不同需要给予中度、强度拉力，或不加拉力单纯贴上。	将要贴扎部位伸展开来，也就是将该部位尽可能拉长。	按压摩擦贴布，使其均匀而稳定地贴在要贴扎的部位上。

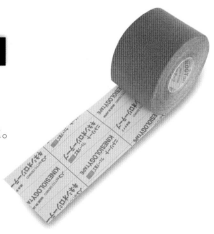

肌内效贴布懒人包

肌内效贴扎能为你做什么

1. 辅助肌肉并使其发挥最大效能。
2. 疏通肿胀阻塞的体液。
3. 减少疼痛。
4. 矫正不良姿势与关节位置。

肌内效贴布与其他酸痛贴布或弹性绷带有什么不同

肌内效贴布本身具有的黏性与弹性使其可以紧贴于人体的各个部位。与含有药物的酸痛贴布不同，肌内效贴布不含任何药物，虽不能短时间内消炎，但不易产生过敏，也不会影响肝肾的正常代谢。弹性绷带仅具备弹性，虽然对于关节的包覆性很好，但其容易在运动中脱落；相反，肌内效贴布即使在身体大量流汗的情况下，仍能稳定在皮肤上给予人体需要的机械作用。

使用肌内效贴布前该注意什么

Q：哪些情况不适合使用肌内效贴布？
A：当皮肤有开放性伤口、红疹、水泡等状况时，不应使用肌内效贴布。

Q：使用前，应如何对皮肤进行处理或清洁？
A：使用前应注意贴扎处皮肤不可潮湿或涂抹乳液、药膏等油性物质，但可以用蘸了酒精的棉布或棉球将所要贴扎的部位擦拭干净，如果有毛发应该提前去除。

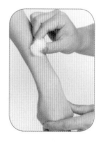

Q：贴扎部位出现过敏该怎么办？

A：过敏原因可能来自使用者本身对棉布或背胶材质的敏感或给予贴布的拉力过大。如果出现红肿、瘙痒甚至有刺痛的感觉，应该尽快除去贴布，并以清水冲洗过敏处，必要时应寻求皮肤科医师的协助。

Q：贴布粘不牢、总掉，该怎么办？

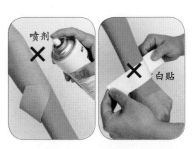

A：有品牌的贴布一般不会出现粘不牢的现象。市面上充斥着许多黏性差、无品牌的次级品，所以为了一劳永逸，建议选择那些有品牌、黏性好的肌内效贴布。如果贴布在贴扎时出现粘不牢、总掉的现象，建议先检查一下贴扎处皮肤是否潮湿或涂抹了乳液、药膏等油性物质，如有则应先对相应局部进行清洁。注意整个贴扎过程中应保持贴扎处干燥、洁净，不可在贴布内侧涂抹任何黏性物质或喷剂，或者采用从贴布外面覆盖白贴及其他贴布的方式对肌内效贴布加以固定，这样除了会影响贴布本身的弹性外，还会导致局部透气不足引发其他的问题。

如何使用肌内效贴布

Q：肌内效贴布每次要贴多久？

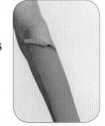

A：在没有运动到大量流汗的情况下，贴布可以贴 2 ~ 3 天；若有流汗必须于运动后立即撕除。

Q：如何判断该换贴布了？

A：一旦贴布的边角呈现卷曲或脱落，或者因为流汗使得贴布与皮肤间出现空隙甚至皮肤有发痒的感觉就应该更换贴布了。

Q：贴着肌内效贴布可以洗澡或清洁吗？

A：在不搓揉、不用肥皂的情况下，可以贴着肌内效贴布洗澡，但是如果贴布被沾湿则必须用干布吸干或用冷风机吹干，切记不可用热风机吹。无贴布的其他部位可正常洗澡或清洁。

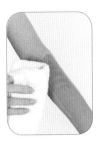

无拉力、中度拉力及强度拉力示范

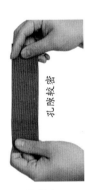

孔隙较密

无拉力

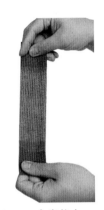

中度拉力

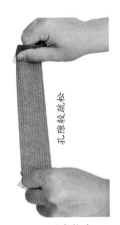

孔隙较疏松

强度拉力

为什么我使用肌内效贴布却没有什么效果

肌内效贴扎效果不佳往往是由粘贴部位不正确、施予拉力不足等原因而导致。此外，如果贴布本身质量差也会使得效果不明显。依据本书的说明及图示进行操作，应该可以达到满意的效果。如果效果仍不理想，建议寻求专业医疗人员的协助或参加相关的贴扎课程学习正确的贴扎手法。

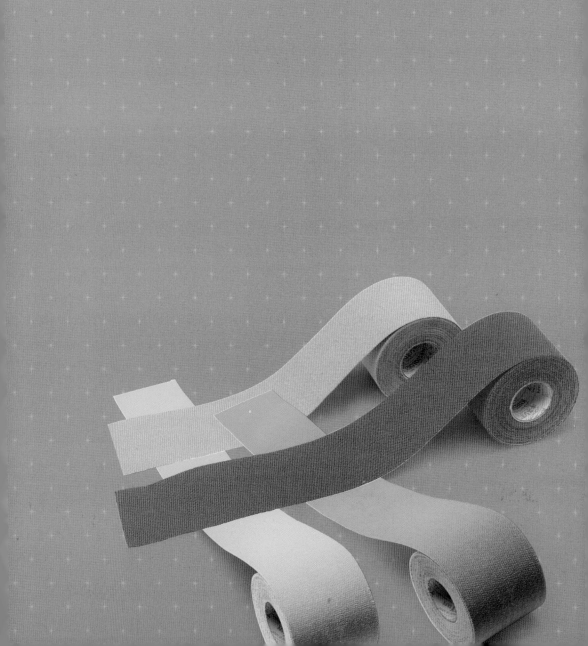

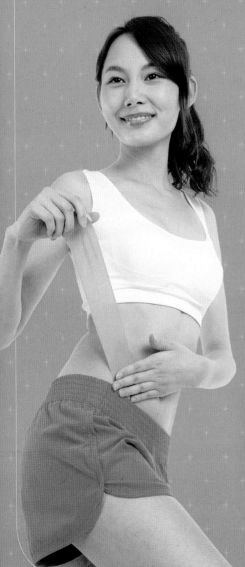

对症应用
肌内效贴布

爷爷奶奶上了年纪平衡感差，爸爸工作劳累腰酸背痛，妈妈做家务常感到手肘、手腕不适，小孩子老爱过敏、咳嗽、鼻子不通气，上班族长期操作鼠标形成"鼠标手"……

想要解决这些日常生活中的常见问题吗？本章将采用讲解加贴扎示范的形式分步骤介绍肌内效贴扎疗法。

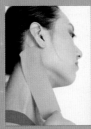
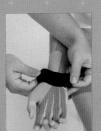
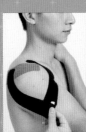

低头族头昏脑涨、肩颈酸痛

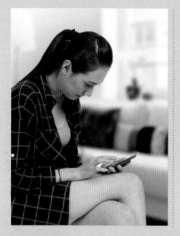

如今，智能手机、平板电脑等一系列电子产品充斥于我们的生活环境中。这些产品随时可用的特性大幅增加了使用者的使用时间。地铁里、餐厅里、甚至行走间都可以看见低头操作手机和电脑的人，"低头族"这个词也就应运而生了。

但低头时间过长容易造成颈椎过度前弯，脖子前侧的肌肉因缩短而变紧，后侧的肌肉因拉长而无力，从而造成整个颈部的紧绷无力感，产生所谓的"颈源性头痛"与头晕现象。低头的同时需要肩膀来用力拉住低垂的头部，时间一久，肩膀也会产生酸痛感。

贴扎的目的在于放松脖子前侧肌肉、强化后侧拉力，以此撑住前弯的颈椎，减少头晕头痛现象的发生，同时也达到放松肩膀与颈部交界附近肌肉的目的。

Step 1 前侧胸锁乳突肌放松
贴布2条，长度各3.5格，I型

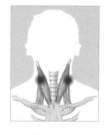

准备姿势：坐姿

- 贴左边时，仰头向右边转；贴右边时，仰头向左边转。
- 从耳朵后面凸起的骨头处，往前下方贴到胸骨与锁骨交界处，不加拉力。

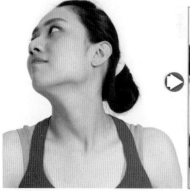 ▶ 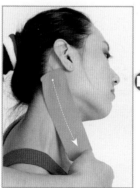 ▶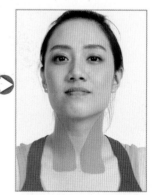

Step 2

后侧颈部伸直肌群强化

贴布 1 条，长度 4 格，Y 型

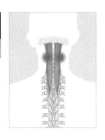

准备姿势：坐姿，收下颌、低头

- 从与肩膀平行的脖子正后方的脊椎，往下 5 厘米开始，往上方贴到耳朵后面凸起的骨头处，加中度拉力。

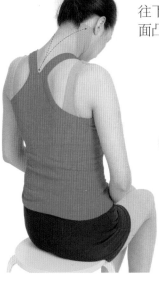 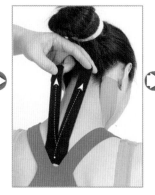 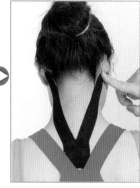

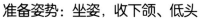

Step 3

横向强化脖子稳定度

贴布 1 条，长度 2.5 格，I 型

准备姿势：坐姿，眼睛直视前方

- 从与肩膀平行的脖子正后方的脊椎，往左右两侧贴，加中度拉力。

完成

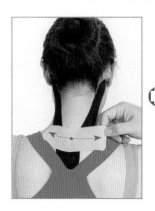 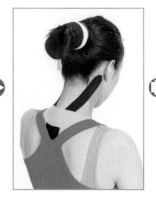 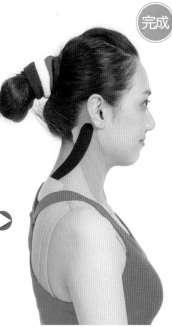

过敏、咳嗽、鼻子不通气

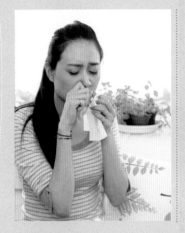

　　一般来说，天气潮湿、空气干燥、气温偏低等情形都可能引起成年人或小孩鼻子过敏，间或还会有咳嗽现象的发生。鼻窦中充满液体、鼻黏膜或咽喉黏膜肿胀都会使得呼吸不顺畅。一旦发生在夜晚通常会影响睡眠，发生在白天自然精神不佳、昏昏欲睡，整个人看起来相当涣散。久咳不止则很容易引起人体气力的大量消耗，使得全身无力，厌烦郁闷的情绪也就随之发生了。

　　贴扎虽然无法从黏膜的内部消肿，但通过对外侧鼻翼的提拉有助于鼻腔畅通，对喉咙外侧给予贴扎也可以减少喉部的肿胀，同时贴布有如平抚肌肤的感触也能达到舒缓咳嗽的目的。

Step 1 ‣

两侧鼻翼提拉
贴布2条，长度各0.5格，I型

准备姿势：坐姿，眼睛直视前方

- 将贴布裁切成1/2宽度，从鼻子旁边开始，稍微贴到鼻子，再往两侧脸颊贴，加中度拉力。

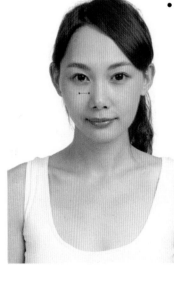 ▶ 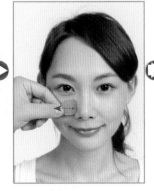 ▶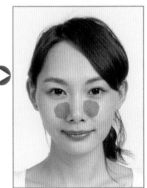

两侧喉部减少肿胀
贴布 2 条，长度各 1.5 格，X 型

准备姿势：坐姿，仰头看天花板

- 从喉结两侧开始往上下贴，加中度拉力。

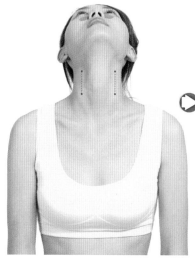

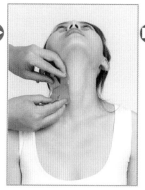

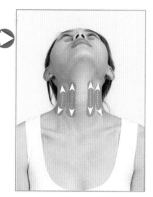

横向舒缓咳嗽
贴布 1 条，长度 1.5 格，I 型

准备姿势：坐姿，仰头看天花板

- 从喉结开始往左右两侧贴，不加拉力。

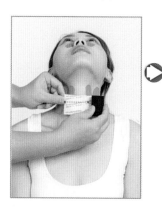

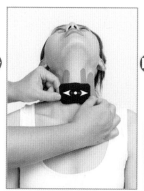

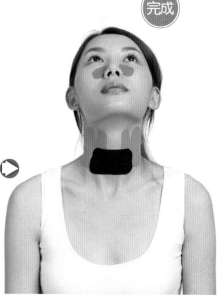

完成

落枕、脖子动不了

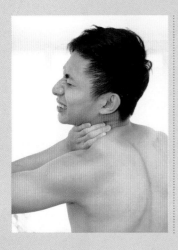

落枕相当常见，通常是我们睡醒后会发觉脖子不对劲，前后动、左右转都会痛，偶尔还会被卡住（活动受限）。这种情况一般一到两周就会恢复正常，但疼痛与紧绷感也可能会持续一个月到两个月之久。有时我们觉得可能好了，但工作时间一长、睡眠不足、稍微疲劳一点儿，隔天就会复发。而反复的疼痛与卡住，不仅困扰生活、影响睡眠与工作，还不禁会让人产生"落枕就是很难根治"的想法。

贴扎目的在于放松颈部与肩部紧绷的肌肉筋膜、支持因疼痛而产生无力感的脖子。但若落枕来自于颈椎或上胸椎的移位，则必须先经由物理治疗以正确的矫正手法复位，再进行肌内效贴扎，这样才能达到理想的治疗效果。

 Step 1 后侧颈部伸直肌群强化

贴布 1 条，长度 4 格，Y 型

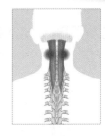

准备姿势：坐姿，收下颌、低头

- 从与肩膀平行的脖子正后方的脊椎，往下 5 厘米开始，往上方贴到耳朵后面凸起骨头处，加中度拉力。

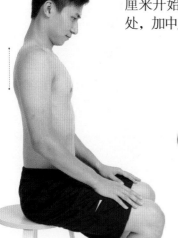

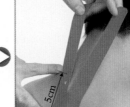

5cm

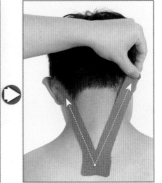

两侧斜方肌强化

贴布左右各2条，长度分别为4格和5格，I型

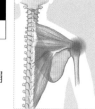

准备姿势：坐姿，手向后背

- 分别从枕骨与肩胛骨内侧开始，往肩峰贴，加中度拉力。

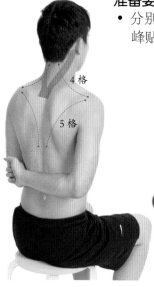

4格

5格

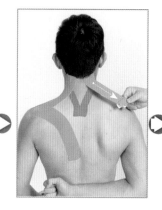

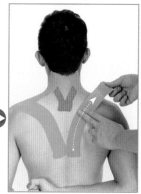

横向支撑上胸椎

贴布1条，长度2.5格，I型

准备姿势：坐姿，眼睛直视前方

- 从与肩膀平行的脖子正后方的脊椎，往左右两侧贴，加中度拉力。

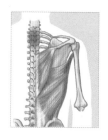

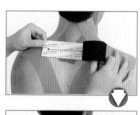

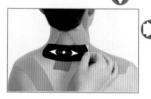

完成

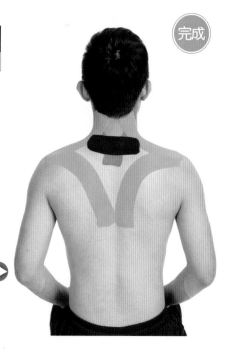

难道我有肩周炎

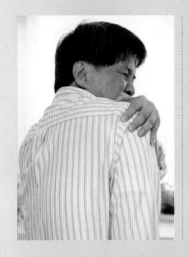

肩周炎又称肩关节周围炎，俗称凝肩、五十肩，正确病名为"粘黏性肩关节囊炎"。肩周炎初期肩膀发炎产生疼痛的原因有很多，可能来自于周围肌肉拉伤、韧带扭伤、滑液囊摩擦发炎、关节错位等等，但是真正导致关节囊粘黏的原因往往是由于疼痛后不敢移动肩膀，结果到了中后期因为运动减少导致润滑液分泌不足，组织之间互相黏住，关节囊从而变得紧缩。到最后肩膀一转动就会变得卡卡的。严重时甚至无法抬起手臂，只能靠耸肩来移动肩膀。

当然，出现肩膀疼痛或动作受限也未必都是肩周炎。肩膀的旋转肌与屈曲肌因为使用过度或不小心拉伤，都有可能造成肌腱发炎，一样会引起疼痛，关节活动角度也同样会被限制，但这种情况比肩周炎的关节囊粘黏容易处理。无论是肩周炎还是肩膀肌腱炎，都可以通过肌内效贴扎来舒缓疼痛。

贴扎目的在于支持因为拉扯而受伤的肌肉筋膜，协助肌肉增强力量，同时减轻疼痛。如再配以物理治疗的关节松动手法与深层结缔组织放松手法，则会达到更好的效果。

运用下面列举的三个简单动作来确认自己是否患有肩周炎

如果第一个动作明显受限，第二个动作受限其次，第三个动作受限较少，则表示患有肩周炎的概率非常高。

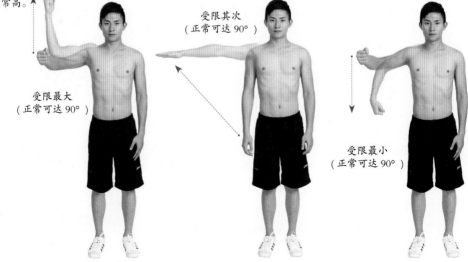

受限其次
（正常可达 90°）

受限最大
（正常可达 90°）

受限最小
（正常可达 90°）

后侧棘上肌强化

贴布 1 条，长度 3 格，I 型

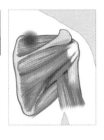

准备姿势：坐姿，手向后背

- 手向身体后背，从肩胛骨内上方经过肩关节贴到前侧凸起的骨头处（肱骨大结节），加中度拉力。

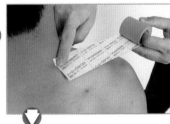

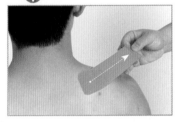

后侧棘下肌强化

贴布 1 条，长度 4 格，I 型

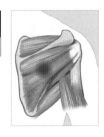

准备姿势：坐姿，手向后背

- 手向身体后背，从肩胛骨内下方经过肩关节贴到前侧凸起骨头处（肱骨大结节），加中度拉力。

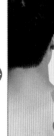

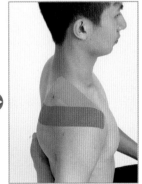

Step 3

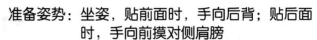

外侧三角肌强化

贴布2条，长度各4格，I型

准备姿势：坐姿，贴前面时，手向后背；贴后面时，手向前摸对侧肩膀

- 手向身体后背，一条贴布从锁骨后端开始往侧面上臂三角肌尾端（三角肌粗隆）贴，加中度拉力。
- 手向前摸对侧肩膀，另一条贴布从肩胛骨外缘开始往侧面上臂三角肌尾端（三角肌粗隆）贴，加中度拉力。

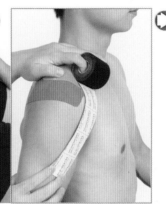

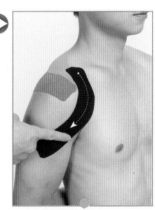

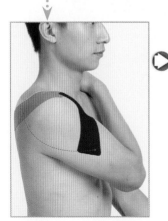

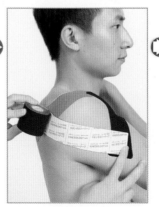

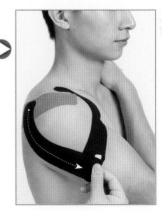

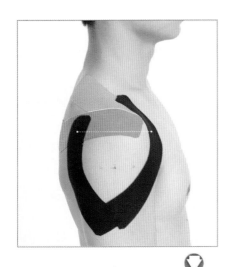

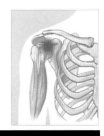

Step 4

肩关节稳定

贴布 1 条，长度 2.5 格，I 型

准备姿势：坐姿，肩膀自然下垂

- 从肩关节上方横向往两侧贴，加中度拉力。

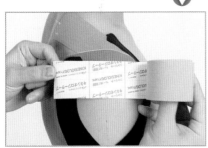

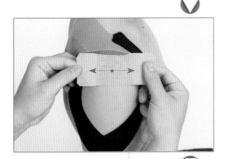

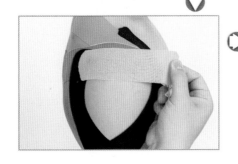

完成

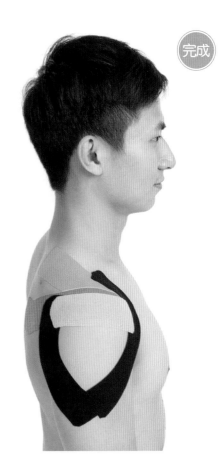

膏肓痛不停

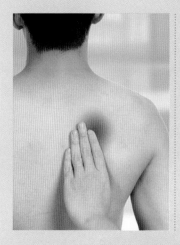

古人常说"病入膏肓"，那么膏肓究竟在哪里呢？膏肓其实是足太阳膀胱经的一个穴位，位于后背第四与第五胸椎中间往肩胛骨内侧四横指处。现在所谓的膏肓则多半是指肩胛骨内侧的整片区域。当我们的身体出现劳损、久病不治、哮喘咳嗽时，就很容易在膏肓处产生疼痛。

情绪紧张、工作时间长、工作姿势长期不变的工程师，眼科或外科医师等都非常容易出现膏肓疼痛。学生群体因缺乏运动又要应付繁忙的考试与补习，也是膏肓疼痛的常见人群。纵使我们很努力地按摩膏肓处往往也难有缓解效果，甚至有时这种疼痛还会影响睡眠，造成肩颈不适，使我们很容易产生暴怒等情形。

贴扎目的在于放松经过膏肓处的肌肉筋膜并调整姿势避免驼背弯曲，从而有效减轻不适感。

单侧颈部伸直肌群强化

贴布 1 条，长度 3.5 格，I 型

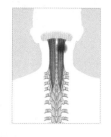

准备姿势：坐姿，收下颌、低头

- 从肩胛骨内侧与脊椎的中间开始，往上方贴到单侧的发际下缘，加中度拉力。

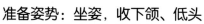

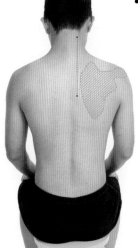

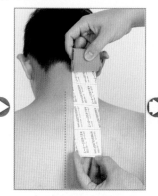

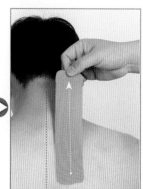

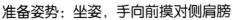

Step 2 后侧菱形肌放松

贴布2条，长度各2.5格，I型

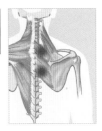

准备姿势：坐姿，手向前摸对侧肩膀

- 一条贴布从肩胛骨内下方往脊椎贴，不加拉力；另一条贴布在上一条的上方，从肩胛骨内缘往脊椎贴，不加拉力。

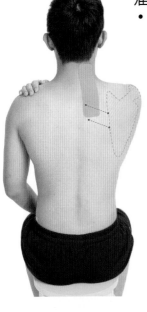

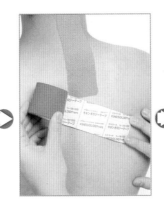

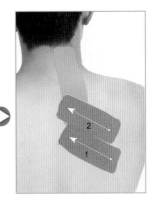

Step 3 后侧提肩胛肌放松

贴布1条，长度3格，I型

准备姿势：坐姿，一只手向前摸对侧肩膀，并把肩膀抬高，另一只手拉头使头倾斜

- 从肩胛骨内上角开始往发际侧下缘贴，不加拉力。

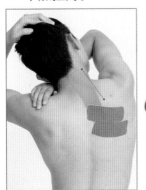

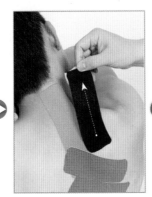

完成

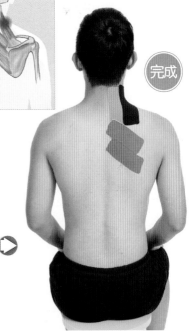

搬重物时手臂非常酸

　　每天要忙碌打扫做家务，工厂进货时要搬进搬出，公司搬家也要抬来抬去，这些你是否都曾经历过呢？为了能更省力地搬运一些重箱子，我们通常会采用将箱子从两侧抱住或是从底部托住的方式。但在搬完后会感觉两只上臂非常酸，甚至外侧靠近肩膀的部位也跟着酸，这种酸痛往往要持续一周左右才能缓解。因此这段时间内不仅手臂抬高拿东西会疼痛，甚至连刷牙洗脸都会感觉软弱无力。

　　发生这样的情况是因为我们过度使用上臂肌群做弯曲动作，造成了肌肉纤维的轻微撕裂，从而出现肿胀酸痛伴随无力的感觉，其中又以肱二头肌处最为明显。每次的轻微撕裂除了产生肿胀外，长期力量输出不规律也会累积成慢性酸痛，进而加大次发性伤害的风险。

　　在搬运重物前给予肱二头肌与三角肌预防性的支持贴扎，不仅可以减少搬运时的负担、降低受伤的风险，而且能提高循环从而降低肿胀发生的可能。平时我们也可以向物理治疗师或运动教练请教一些相关的肌力训练方式，用以增加肌力、预防伤害发生。

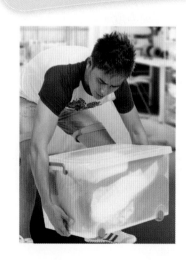

预防上臂肿胀

贴布1条，长度5格，爪型

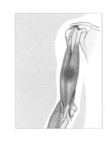

准备姿势：坐姿，手肘伸直，肩关节向后伸直，注意不要外展肩膀

- 从腋下开始往手肘方向贴，包覆前侧的肱二头肌区域，不加拉力。

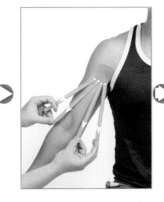

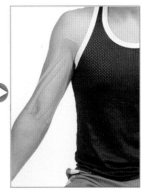

前侧肱二头肌强化

贴布1条，长度6格，I型

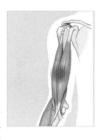

准备姿势：坐姿，手肘伸直，肩关节向后伸直，注意不要外展肩膀

- 手向身体后拉且手掌掌心向下，从肩关节前侧开始沿着肱二头肌的肌肉贴到手肘线以下，加中度拉力。

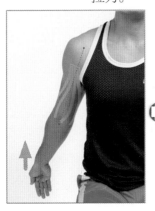

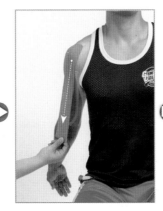

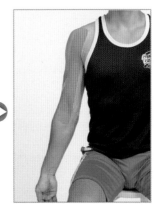

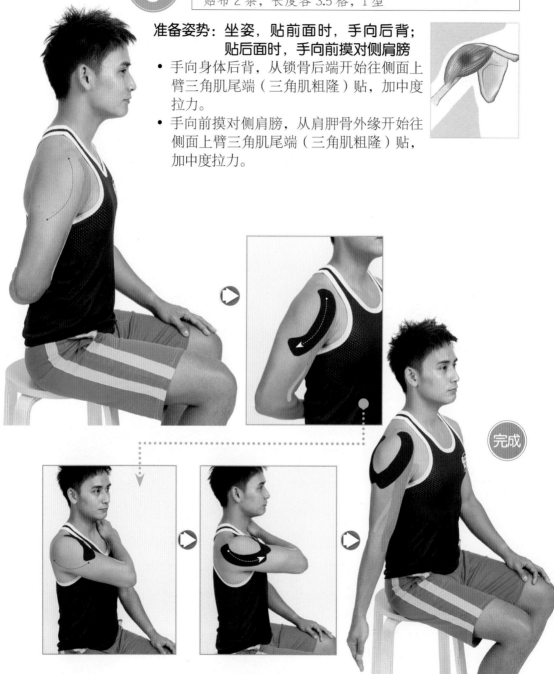

Step 3 ▶ 外侧三角肌强化

贴布 2 条，长度各 3.5 格，I 型

准备姿势：坐姿，贴前面时，手向后背；贴后面时，手向前摸对侧肩膀

- 手向身体后背，从锁骨后端开始往侧面上臂三角肌尾端（三角肌粗隆）贴，加中度拉力。
- 手向前摸对侧肩膀，从肩胛骨外缘开始往侧面上臂三角肌尾端（三角肌粗隆）贴，加中度拉力。

完成

没打过网球，却得了网球肘

　　"你得了网球肘！""啊？医生，可是我从事的是家务劳动，连摸都没有摸过网球拍，怎么会得网球肘呢？"这是很多手肘疼痛的病人在就医时提出的疑问。网球肘的正确病名为"肱骨外上髁炎"，疼痛发生在手肘外侧（手掌向前，大拇指这一侧称为外侧）的骨突处与肌肉上，运动员常常因为反手挥拍反复拉扯这个部位而产生疼痛，所以又称为"网球肘"。

　　事实上，造成这个部位疼痛的真正原因来自于前臂背面肌群的僵硬，这是此处肌群长时间活动而没有得到适当放松的结果。例如反手打网球时，需要用力控制手腕的稳定性，这时前臂的肌群就要非常用力，运动时间一长自然会造成紧绷肿胀，酸痛也就随之发生了。一般通过做一些伸展运动就可以降低紧绷、减缓疼痛。如果没有良好的暖身收操习惯，一旦肌肉纤维因为反复拉扯产生微撕裂，或是骨突处的肌腱形成钙化，就会变成难解的慢性问题。上述类似情况如能在早期进行处理，复原的概率还是很大的。

　　贴扎目的在于放松前臂肌群，同时搭配消除肿胀的方式便能有效改善疼痛与紧绷感。

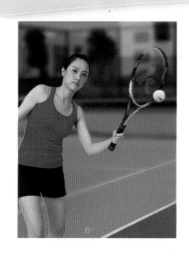

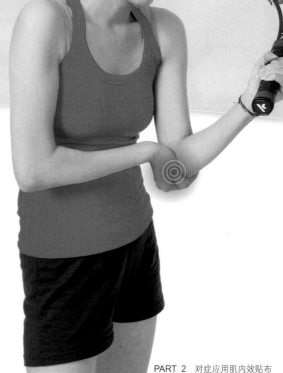

减轻前臂肿胀

贴布 1 条，长度 3.5 格，爪型

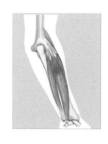

准备姿势：坐姿，手肘伸直，手掌掌心向内，另一手抓住手指向手掌方向拉

- 从手肘前内侧（淋巴结处）往手背方向贴，不加拉力。

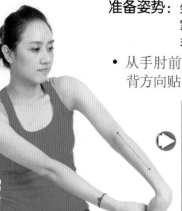

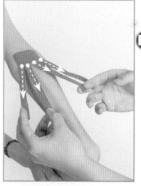

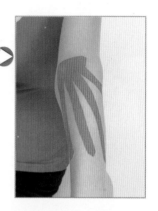

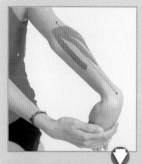

手腕伸直肌群放松

贴布 1 条，长度 5.5 格，Y 型

准备姿势：坐姿，手肘伸直，手掌掌心向内，另一手抓住手指向手掌方向拉

- 手腕弯屈后从手背开始往手肘外侧骨头凸出点（肱骨外上髁）贴，不加拉力。

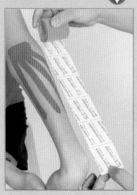

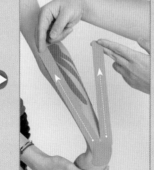

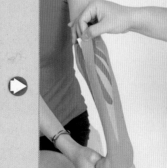

手肘痛点提高

贴布 1 条，长度 1.5 格，X 型

准备姿势：坐姿，手肘伸直

• 直接在痛点处贴扎后再向四周贴，加中度拉力。

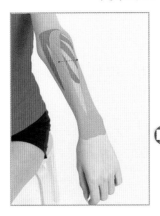 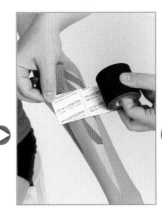 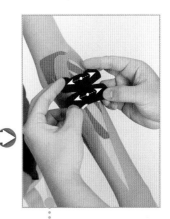

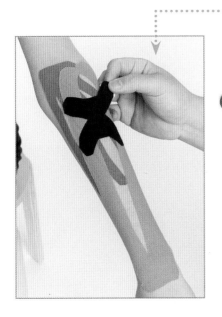 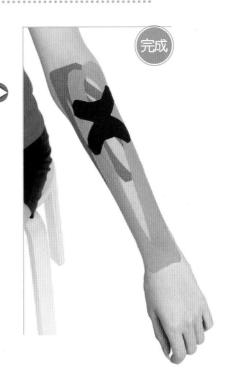

完成

新手妈妈的妈妈手

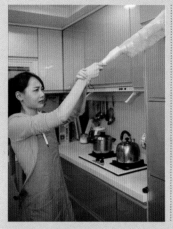

有些新手妈妈除了要负责小孩的吃喝拉撒，还要处理家务、照顾家人，常常会因为劳累而导致手腕疼痛或肿胀，有时甚至连抓、握、推、拉等简单动作也难以完成。出现这种状况后如果还坚持照顾小孩、洗衣服、打扫卫生，症状自然也就无法消失了。

大拇指疼痛、无法出力、合并有麻胀等现象，都是妈妈手的典型症状。妈妈手的真正病名是"狭窄性肌腱滑膜炎"。因为肌腱外面包覆着一层滑膜，当其发炎肿胀后会阻碍肌腱活动，严重时会出现剧烈疼痛。如果不加以处理，就会形成慢性疼痛，造成肌力下降、手腕活动度变差。

贴扎目的在于降低手腕外侧肿胀，放松大拇指的肌肉从而避免继续拉扯，同时配以保护手腕的贴扎方式可以明显改善疼痛，进而恢复肌力。

 减轻手腕肿胀

贴布1条，长度6格，爪型

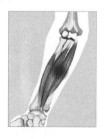

准备姿势：坐姿，手肘伸直，手掌向尺骨方向偏移，做切菜的动作

- 贴布从手肘前内侧往大拇指方向贴，不加拉力。

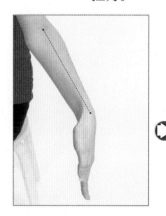 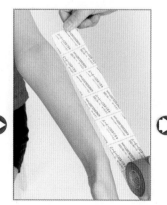 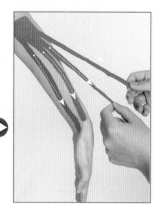

Step 2

大拇指伸直肌强化

贴布1条，长度3格，I型

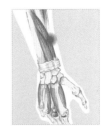

准备姿势：坐姿，手肘伸直

- 从前臂背面外侧约中间处往大拇指方向贴，加中度拉力。

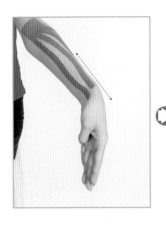 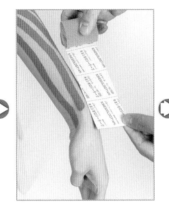 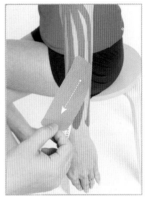

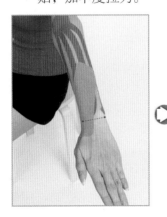

Step 3

手腕关节强化

贴布1条，长度2格，I型

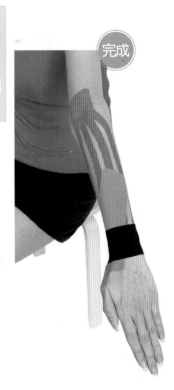

完成

准备姿势：坐姿，手肘伸直，手腕保持正中位置，手掌掌心向下

- 从手背面横向沿着腕关节两侧环绕贴，加中度拉力。

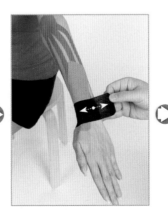

鼠标、手机用到手麻无力

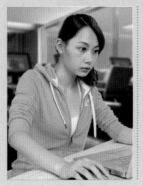

　　长期使用鼠标工作的人手腕压在桌上久了，手指末端就会发麻，有时这种麻感甚至会延伸到整个手掌，这就是常见的"鼠标手"，正式病名为"腕隧道综合征"。腕隧道由腕骨与横向支持韧带构成，经过其中的是正中神经以及手指弯曲肌群。当隧道因压迫变得狭窄后，神经与肌肉就会被挤压，进而就会出现手指麻痹、无法发力，手掌肌肉萎缩的情形。

　　滑动手机过程中过度弯曲手腕也会造成手腕的麻痹无力感，所以不管是使用鼠标或是手机都应该注意手腕姿势，避免因弯曲过度而压迫或挤压正中神经。贴扎除了能减轻横向支持韧带的压力，也能协助手指的肌肉活动，减轻麻痹感与无力症状。

Step 1　协助手指弯曲
贴布 1 条，长度 7 格，爪型

准备姿势：坐姿，手肘伸直，手向手背的方向勾
- 贴布从手肘内侧往四根手指方向贴，加中度拉力。

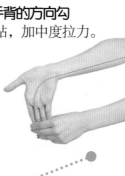

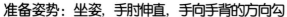

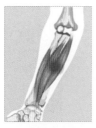

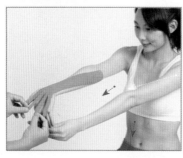

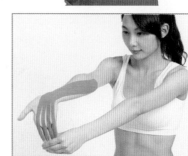

协助大拇指弯曲

贴布 1 条，长度 3.5 格，I 型

准备姿势：坐姿，手肘伸直，大拇指向手背的方向勾

• 贴布从前手臂外侧中间处开始经手腕掌面斜向贴往大拇指处，加中度拉力。

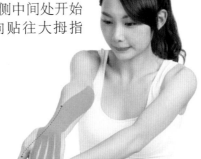

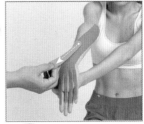

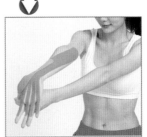

减轻横向支持韧带压力

贴布 1 条，长度 2 格，I 型

准备姿势：坐姿，手肘伸直，手腕保持正中位置，手掌掌心向上

• 从手掌面横向沿着腕关节两侧环绕贴，加中度拉力。

完成

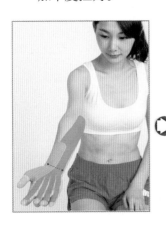

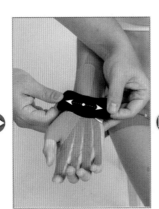

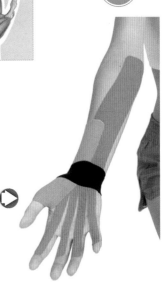

闪到腰的急救

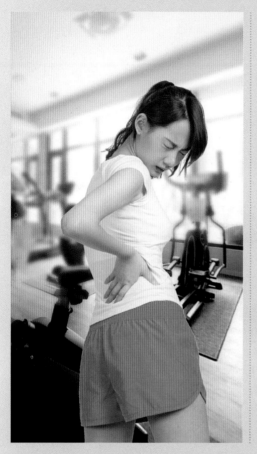

　　闪到腰通常是许多人的噩梦。有些人表现为醒后无法起床、腰挺不直；有些人表现为久站后腰酸、没有办法弯腰；有些人则会在搬重物时感觉腰部一阵剧痛，前后都动不了，旋转一下更是会痛到流眼泪。以上这些我们都称之为闪到腰的问题。虽然它们发生的原因不尽相同，但是疼痛感都发生在下背处（骨盆周围、腰椎附近），所以也称为"下背痛"。通常每个人的闪腰急性疼痛时间都不一样，有人几天就不痛了，有人却要连续痛上好几周。然而，大多数人都有过相同的经历，那就是感觉腰痛没有完全好，活动起来还是会不灵活，有些人的疼痛甚至已经演变成了慢性酸痛，以至于没有办法久坐或久站。

　　贴扎可以舒缓急性疼痛并替代部分因为疼痛而变得无力的肌肉功能。但若疼痛是因骨盆位移或腰椎偏斜，则必须先通过专科医生以正确的矫正手法复位，然后再搭配肌肉运动疗法，这样才能达到事半功倍的效果。对于慢性疼痛酸麻，往往要在先矫正骨架的情况下，贴扎才能发挥效果。贴扎方式大致上分为两类：对无法向前弯腰者，可在其身体背肌处进行支持方式贴扎以替代无力肌肉的功能；对无法向后挺直者，则可在其身体前面的腹肌处进行贴扎以促进肌肉用力。

状况1 无法前弯者

Step 1 背部背阔肌强化

贴布2条，长度各7格，I型

准备姿势： 坐姿，将手放在对侧肩膀上，向对侧旋转上半身，身体尽量前弯延展

• 贴布从骨盆上缘、脊椎两旁开始往两侧斜上经过肩胛骨下角贴到两侧腋下，加中度拉力。

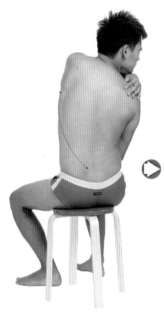

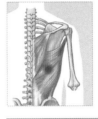

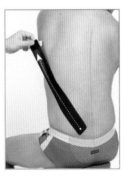

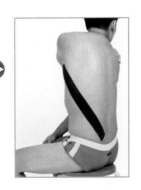

Step 2 背部竖脊肌强化

贴布2条，长度各5格，I型

准备姿势： 跪姿，屁股坐在脚跟上，身体尽量前弯延展

• 贴布从骨盆上缘、脊椎两旁开始往上沿着脊椎侧边贴，加中度拉力。

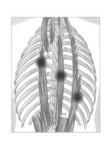

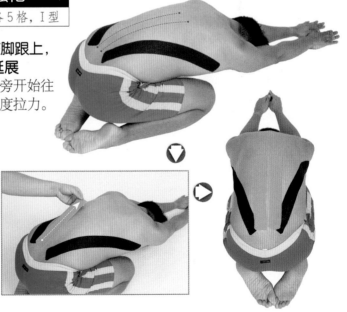

Step 3 横向腰椎强化

贴布1条，长度3格，I型

准备姿势：跪姿，屁股坐在脚跟上，身体尽量前弯延展

- 贴布从腰椎开始横向沿着骨盆上缘往身体两侧贴，加中度拉力。

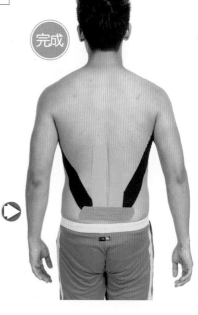

完成

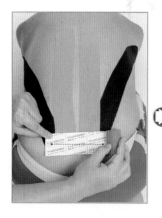 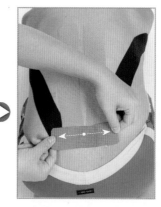

⚠ 状况2 无法后弯者

Step 1 腹部腹直肌强化

贴布2条，长度各5格，I型

准备姿势：平躺姿，下半身垂出床缘，腰后方垫枕头，让身体后弯延展

- 贴布从耻骨联合上方开始往上贴到胸部与胸骨交界处，加中度拉力。

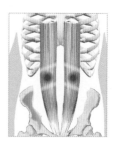

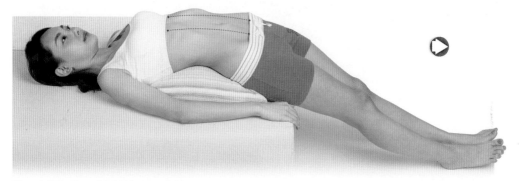

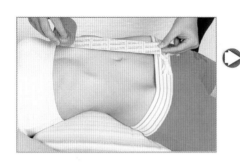 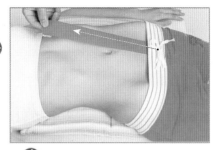

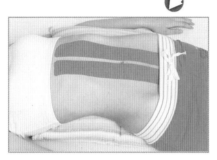

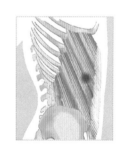

Step 2 腹部腹斜肌强化

贴布2条，长度各5格，I型

准备姿势：下半身侧躺，上半身再向对侧转到平躺

- 贴布从耻骨联合两侧开始往斜上沿着肋骨下缘贴到身体两侧，加中度拉力。

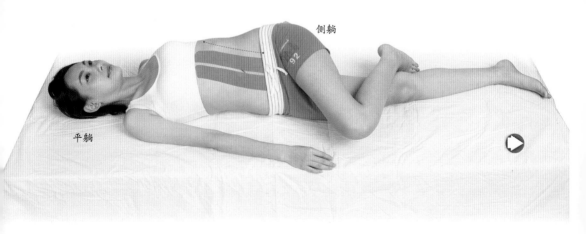

侧躺

平躺

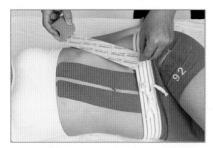

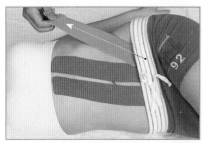

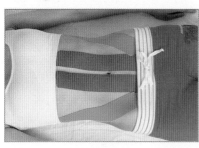

横向腹部强化

贴布1条，长度4格，I型

准备姿势：平躺姿

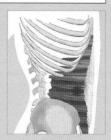

- 从耻骨上方(肚脐下缘)开始横向往身体两侧骨盆前缘贴，加中度拉力。

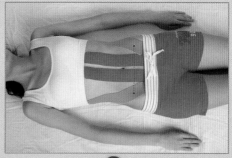

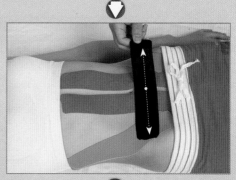

完成

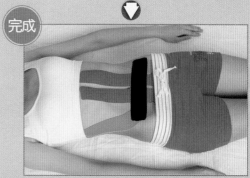

提臀、雕塑、获得曼妙身形

现代人办公时间长，有时候一坐就是好几个小时，这样一来运动量就会下降，从而很容易导致身形走样（例如两侧臀部下坠），最后形成我们所谓的葫芦状身材。很多女性朋友生过小孩后，之前的翘臀都消失不见，变成了垂臀，其原因是女性怀孕期间分泌的激素与胎儿成长加上她们在怀孕后期又无法做太多运动而导致脂肪堆积在臀部。臀部肌肉因运动量少而萎缩，导致无法上提，从此翘臀就变成了垂臀。

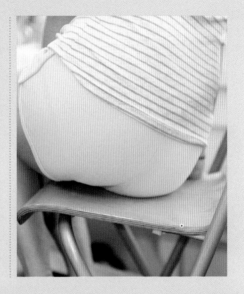

想要减少久坐不动带来的脂肪囤积，最重要的是要进行足够的有氧运动，同时还要搭配臀部肌群的力量训练，使其恢复正常弹性。贴扎可以支撑臀部肌肉，使其在恢复正常弹性前容易发力；以骨盆位置作为支撑，通过贴布提拉皮下脂肪，最终便能明显改善身形。

但别忘了，这只是短期的雕塑方式，想要达到健康且长期的雕塑效果，就要与物理治疗师合作，通过其设计的个性化运动处方，配以有氧训练与力量训练，才能长久拥有曼妙身形。

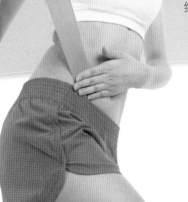

Step 1

腹部腹直肌强化

贴布2条，长度各5格，I型

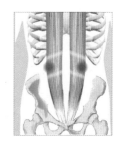

准备姿势： 平躺姿，下半身垂出床缘，腰后方
　　　　　垫枕头，让身体后弯延展

- 贴布从耻骨联合上方开始往上贴到胸部与胸
  骨交界处，加中度拉力。

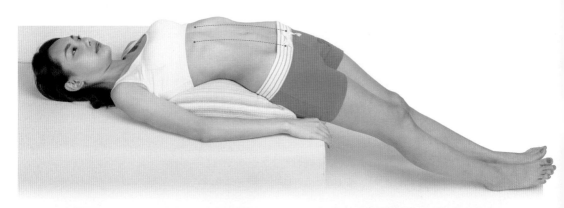

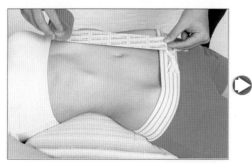

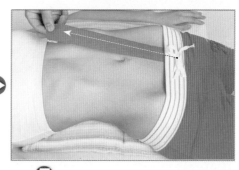

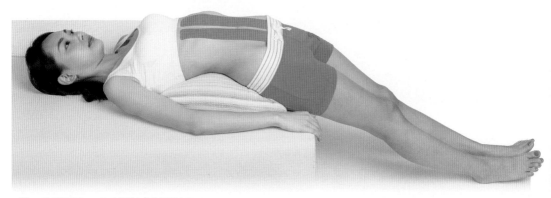

臀部臀大肌强化

贴布左右各2条，长度各4格，I型

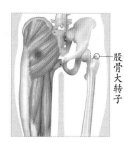

股骨大转子

准备姿势：侧躺姿，被贴扎的腿弯曲，另一侧的腿尽量伸直

- 一条贴布从骨盆下缘沿着肌肉贴到大腿外侧骨头凸起处（股骨大转子）；另一条贴布从荐椎两侧向下沿着臀线贴到大腿外侧骨头凸起处（股骨大转子）。

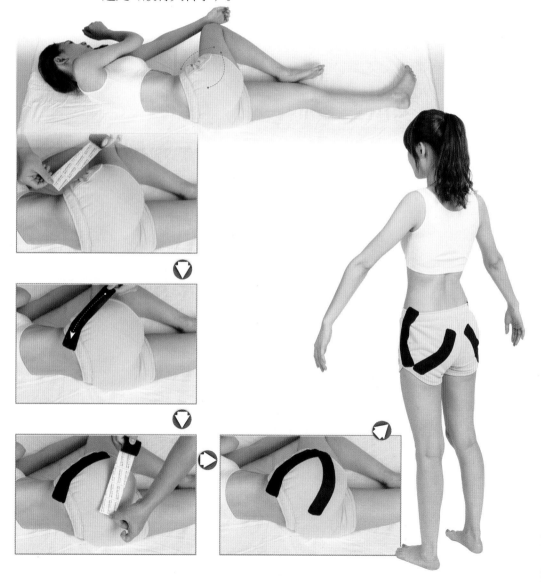

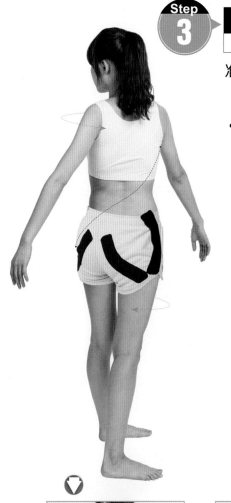

Step 3

直立体态强化

贴布2条，长度各12格，I型

准备姿势：站姿，双手向上抬高至不影响贴扎操作，上半身与下半身向不同方向旋转

• 一条贴布的中间固定在腰椎与荐椎交界处，贴布上6格斜向往右上方经过肩胛骨下角贴到两侧腋下，贴布下6格沿着骨盆斜向往左下方贴到两髋关节外侧，均加中度拉力；另一条贴布按照前一条的贴法贴往左上方与右下方，加中度拉力。

完成

Step 2～3为贴扎部位示意图，实际应贴扎于身体肌肤上。

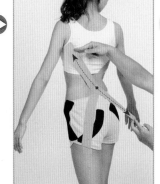

小腹婆、便秘和肠胃问题

一到夏天，海边、泳池甚至是马路上，随处可见身材纤细的女生微露小肚，这不禁为她们平添了几分美丽与性感。但如果换成是小腹婆，纵使有机会她们也不敢通过展示自己微凸的小腹来实现这样的梦想。除了脂肪堆积、骨盆前倾造成的小腹微凸外，女性常见的便秘问题也是小腹微凸的原因之一。据统计，在台湾，超过四成的小学生存在便秘问题；超过三成的成年人为便秘所苦，其中又以上班族居多；老年人中四分之一到三分之一的群体也会受到便秘的困扰，严重影响生活品质。

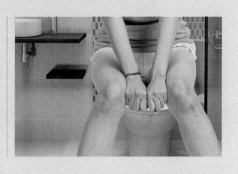

排便需要借助腹肌所产生的压力，女性因生理期激素的关系，发生便秘的机会要明显高于男性。此外，腹肌较为无力、运动量少、肥胖、高油脂饮食等，都会引起便秘的发生。长期累积过多的宿便，小腹微凸的现象就不难想象了。

贴扎可以矫正骨盆前倾，促进腹肌出力。此外，通过贴布的张力也可以协助促进肠胃蠕动，减少便秘发生，从而还你一个没有小腹的夏天！

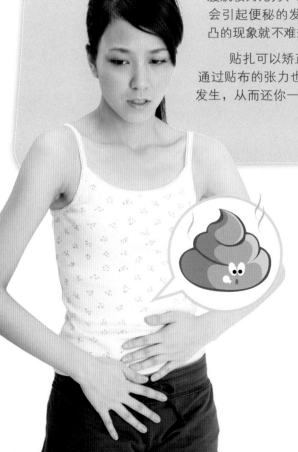

肠胃蠕动促进

贴布1条，长度10格，I型

准备姿势：平躺姿

● 将贴布裁切成 2/3 宽度，从肚脐处开始顺时针由中心往四周环绕，加中度拉力。

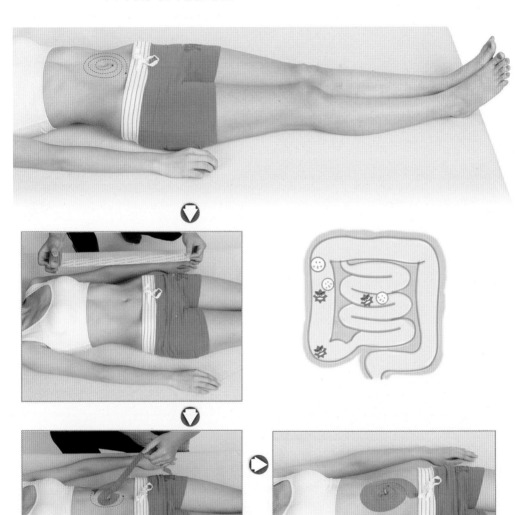

Step 2

腹部腹直肌强化

贴布2条，长度各5格，I型

准备姿势：平躺姿，下半身垂出床缘，腰后方垫枕头，让身体后弯延展

- 贴布从耻骨联合上方开始往上贴到胸部与胸骨交界处，加中度拉力。

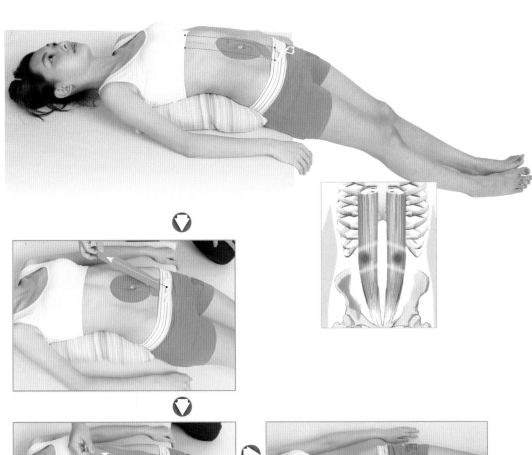

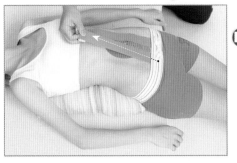

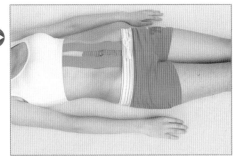

横向腹部强化

贴布1条，长度4格，I型

准备姿势：平躺姿

• 从耻骨上方（肚脐下缘）开始横向往身体两侧骨盆前缘贴，加中度拉力。

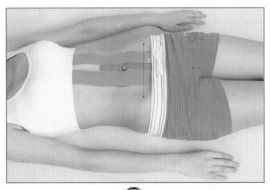
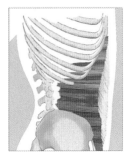

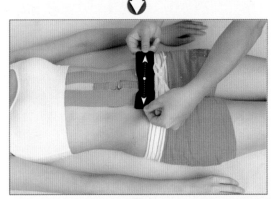

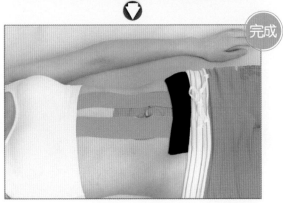

完成

好朋友带来生理痛

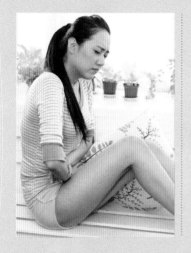

　　生理痛可以说是许多女性朋友的梦魇。据统计，超过一半的女性有生理痛的经历，而约有四分之一的女性其疼痛程度高到难以忍受，以至于会出现背痛、头痛、恶心、呕吐、腹泻、疲倦、眩晕等并发症状，最终只能以药物进行短暂控制。但如果药物使用不当，又很可能会产生药物滥用问题。

　　生理痛的成因一直以来不甚明确。有研究指出，这与女性经期体内前列腺素的增加有关。尽管曾有报道指出可以通过服用止痛药物、中草药，采用热疗、针灸等方式减轻生理痛症状，但长期服用止痛药物会引起肝肾代谢负担，热疗等方式缓解疼痛的时间短，同时也有人会因害怕针刺操作引起刺痛而不敢尝试。从某种角度来看，贴扎可以说是一种既无刺激也无侵入性，同时耐受较为良好的方式。

　　通过贴扎可以对腹部给予一种温和触觉，借以抑制前列腺素所产生的疼痛敏感，进而降低生理痛。

腹部横向触感

贴布1条，长度4格，I型

准备姿势：平躺姿

- 从肚脐下方平行贴向两侧的骨盆前方凸点（髂前上棘），不加拉力。

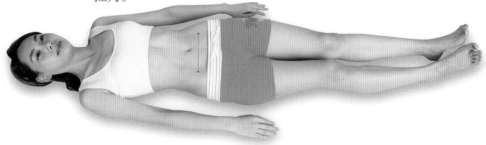

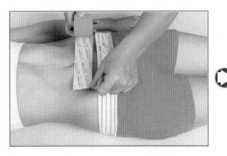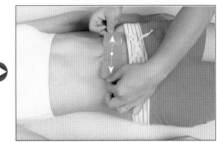

Step 2 腹部纵向触感

贴布 1 条，长度 3 格，I 型

准备姿势：平躺姿

- 从肚脐下方往下贴到耻骨联合处，不加拉力。

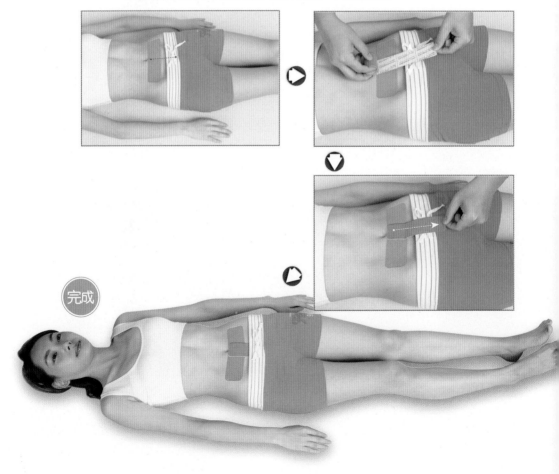

完成

大腿经常抽筋

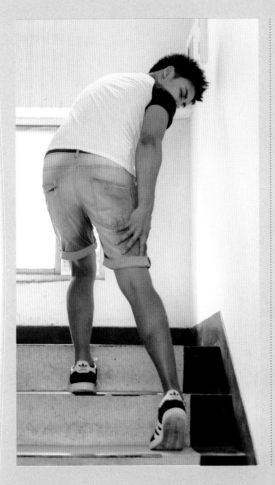

大腿抽筋在静态生活的上班族身上并不常见，但是对于喜爱周末全家一起上山踏青的人们来说，这种周末突然增加活动量的生活形态，常常会造成无预期的大腿过度用力，尤其是当下坡路走太多或用时过长时，就会很容易出现大腿抽筋现象。

此外，这种"铁腿"问题也较容易发生在周末常去做大量运动（尤其是跑动比较频繁的运动形态，例如网球、羽毛球、路跑等等）的年轻人身上。虽然他们当时只是觉得脚软无力，但隔天或隔两天以后就会发现稍一碰大腿，疼痛就会触发，而且走路过程中大腿肌肉相当紧绷，上下楼梯极容易发生抽筋。因此，这些年轻人也被戏称为"周末运动综合征"。

贴扎可以作为预防这种现象发生的工具。通过对大腿前侧的四头肌强化保护，避免其在运动中过度使用，就能有效减少抽筋的发生。当然，如能养成良好的运动习惯，例如不过度集中时间安排大强度运动、注意补充水分、选择温度适宜的环境等，就能避免抽筋的发生。同时，向物理治疗师和运动教练请教如何做好运动前的热身操和运动后适当的静态或动态伸展以及缓和的恢复动作，都能有效地减少隔天或隔两天发生的大腿疼痛以及抽筋。

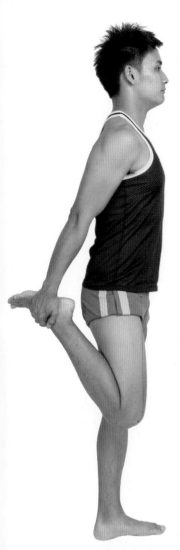

大腿股四头肌强化

贴布2条，长度各8格，I型

准备姿势： 站姿，膝关节向后弯曲、髋关节向后伸直，单手抓住脚踝处

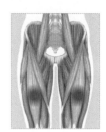

• 从骨盆前侧凸点（髂前上棘）的下方开始，一条贴布沿着四头肌外缘往膑骨外下缘贴，另一条贴布则沿着四头肌内缘往膑骨内下缘贴，加中度拉力。

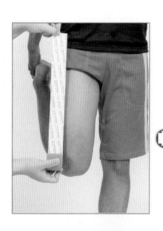

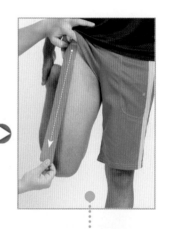

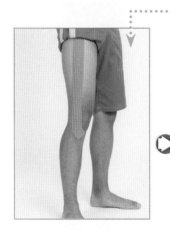

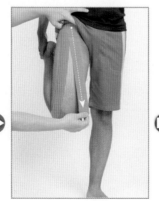

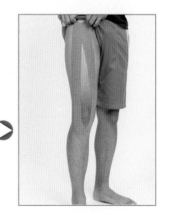

横向提拉四头肌

贴布1条，长度3.5格，I型

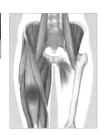

准备姿势：平躺姿

• 从四头肌正中间往两侧贴，加中度拉力。

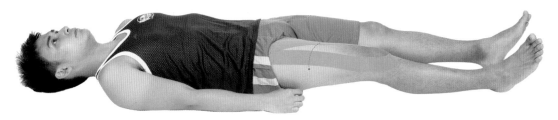

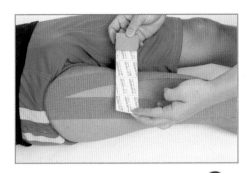

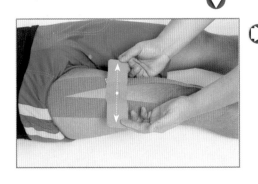

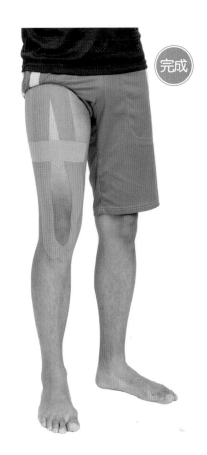

完成

膝盖退化，酸软无力蹲不下去

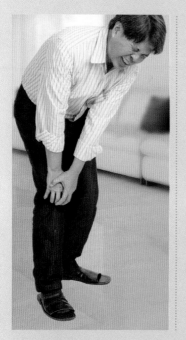

上了年纪或有长期运动习惯的人，一旦感觉膝盖不舒服，往往第一个念头就是"我是不是膝盖退化了"，事实上，身体的关节软骨从我们年轻时候开始就已经出现磨损，50岁以上的人很难说不存在膝盖退化问题。但软骨磨损并不是产生膝盖疼痛或不舒服的主要原因。

身体过重、运动量大、长时间扛重物等，都会提高膝盖退化的风险。软骨一经磨损，在动作上就会出现关节不稳定、肌肉用力方式改变、周围软组织粘连等问题，时间一长就会导致部分肌肉疲乏，从而提高拉伤的风险。其次，关节周围的韧带也会因拉扯而产生慢性扭伤。以上情况轻则膝盖酸软，没有办法久站或顺畅地蹲下站起；重则关节变形，需要接受骨科手术矫治。

一般情况下，当膝盖出现酸痛或不舒服的状况时，可以先采取物理治疗进行保守处理，方法为先通过电疗、热敷等方式减缓症状，再辅以软组织放松手法处理失去了正常功能的紧绷的肌肉与产生粘连的韧带。物理治疗同时再搭配肌力训练来强化大腿的前后侧肌群，这样就能明显降低下蹲动作引起的疼痛感，显著提升膝盖的力量。贴扎可对酸痛无力的大腿前后侧的肌肉形成强化保护，将不稳定的膝关节在其活动范围内做一定程度的固定，从而明显改善因膝盖酸软无力而不能下蹲的状况。

 Step 1 ### 大腿前侧股四头肌强化
贴布2条，长度各8格，I型

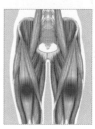

准备姿势：站姿，膝关节向后弯曲、髋关节向后伸直，单手抓住脚踝处

- 从骨盆前侧凸点（髂前上棘）的下方开始，一条贴布沿着四头肌外缘往膑骨外下缘贴，另一条贴布则沿着四头肌内缘往膑骨内下缘贴，加中度拉力。

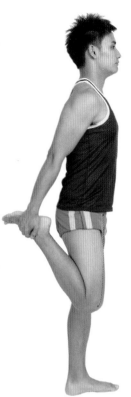

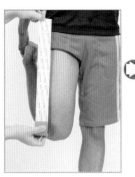
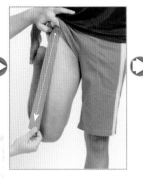
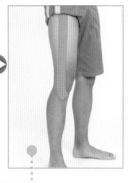

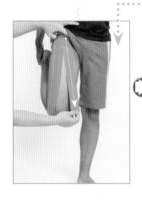
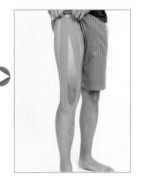

大腿后侧腘旁肌强化

贴布2条，长度各7格，I型

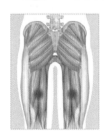

准备姿势：站姿，身体尽量前弯，膝关节伸直，双手向下碰触脚趾

- 从坐骨凸点（坐骨粗隆）开始，一条贴布沿着腘旁肌外缘往膝关节外下侧贴，另一条贴布则沿着腘旁肌内缘往膝关节内下侧贴，加中度拉力。

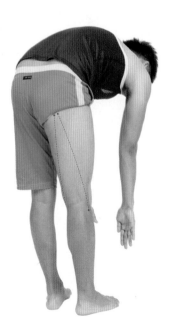

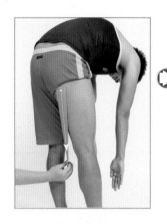 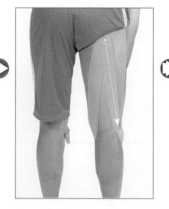 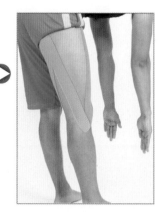

![Step 3] **膝关节两侧韧带强化**

贴布2条，长度各2格，I型

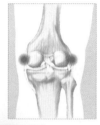

准备姿势：坐姿，膝关节弯曲90°

• 贴布从膝关节的两侧分别向上下贴，加中
  度拉力。

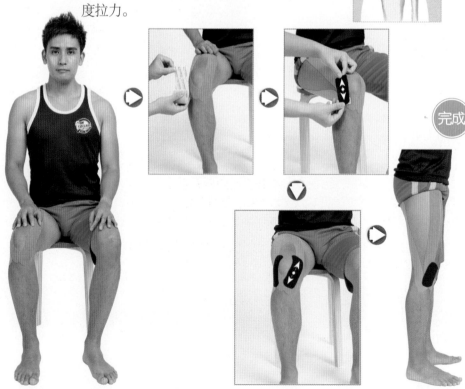

完成

逛街腿酸和久站萝卜腿

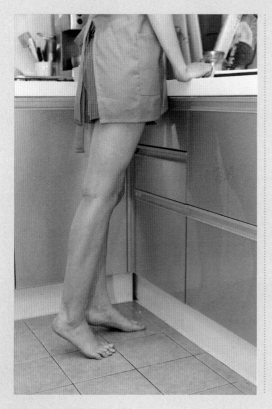

逛街血拼一直都是女性朋友们的最爱。有些人碰到喜欢的东西一买就是十几个提袋，有些人则会为了买到喜欢的鞋子、衣服、皮包等，逛了又逛、看了又看，连走十几条街，价格一比再比，直到满意为止。逛街过程中，不管走路还是站着双腿并没有什么特别的感觉，但等到一整天结束后，我们就会发现自己的两脚及小腿都酸得不得了，摸一摸小腿还会发现非常肿胀。通常大多数女性朋友的做法是回家后将双腿靠在床边抬高，通过血液回流来消肿。但这种方式需要的时间会很长，而且日子一久两个"萝卜"还会不自觉地上身，因此女性朋友对此相当困扰。

腿部肌肉因长时间不停地收缩与放松，一些细微的肌纤维就会因过度使用导致无法放松而形成结。这些结从表皮摸上去就像是一颗一颗的软粒，中医称之为"气结"。走路时腿部肌肉需要血液供应，血管扩张使血液流向腿部，组织液也跟着渗透到肌肉中积存。由于一整天都是站着或走着，在地心引力的作用下大多数组织液会下沉到腿部从而无法顺利回流，造成小腿的肿胀僵硬，萝卜腿也就不请自来了，有人甚至还会因此而引发静脉曲张。

贴扎目的在于预防腿部肌肉紧绷，减少久站而形成的肿胀。如果在逛街前先将贴布贴好，那我们就可以以更轻松、更省力的方式血拼一整天啦！

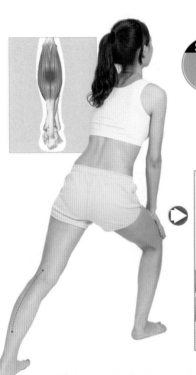

预防小腿后侧肿胀

贴布 1 条，长度 5 格，爪型

准备姿势：站姿，呈弓箭步

- 从膝后窝开始沿着腓肠肌往下贴，不加拉力。

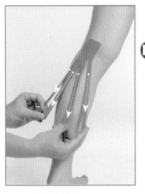

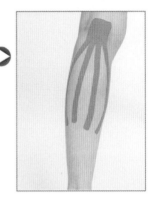

小腿后侧腓肠肌强化

贴布 2 条，长度各 8.5 格，I 型

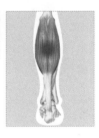

准备姿势：站姿，呈弓箭步

- 一条贴布从膝后窝外侧开始沿着腓肠肌外缘往下贴到足跟底，加中度拉力；另一条贴布则从膝后窝内侧开始沿着腓肠肌内缘往下贴到足跟底，加中度拉力。

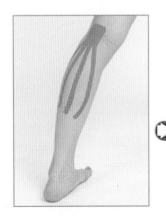

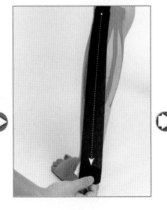

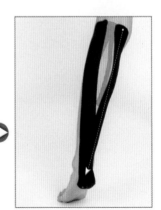

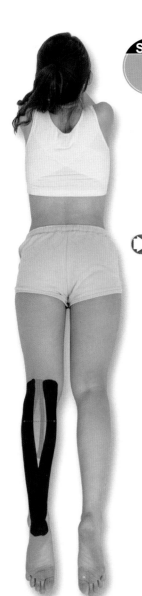

Step
3

横向提拉腓肠肌

贴布1条，长度3格，I型

准备姿势：俯卧姿

• 从腓肠肌的肌肉正中间往两侧贴，加中度拉力。

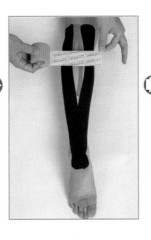

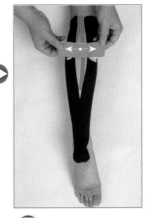

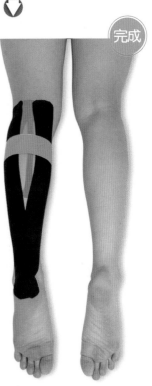

完成

脚踝翻转

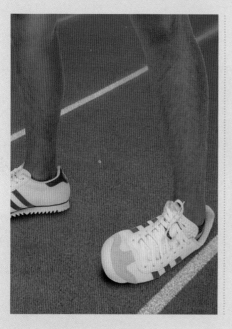

只要从事篮球、排球、短跑、马拉松等运动，几乎人人都有过脚踝扭伤的经历。无论是从高处落下时恰巧踩到别人的脚，还是前后左右移动过程中踩到不平稳的地面，脚踝翻转的感觉瞬间让你感觉到不妙，从而不得不退场，进行冰敷或包扎压迫。一般在处理及时且得当情况下，肿胀疼痛问题多数可以避免，但只要脚踝曾被扭伤过，根据大多数人的经验，这种扭伤通常会变成习惯性扭伤或慢性疼痛，想要完全恢复十分困难。

一旦脚踝发生扭伤，切记必须完整执行"PRICE"急救程序，也就是保护（Protect）、休息（Rest）、冰敷（Ice）、压迫（Compress）、抬高（Elevate），这样就能有效减少肿胀程度，快速回到运动场上。

对扭伤部位进行紧急处理后，为了预防此部位进一步肿胀或再次惯性扭伤，可以在运动前以减少肿胀、增加稳定度的方式对此部位进行肌内效贴扎。运动员在非训练或非比赛期间，则可接受物理治疗如微波或电疗，并以神经肌肉诱发的手法重新训练脚踝的稳定感与平衡感，从而杜绝陷入惯性扭伤的恶性循环。

 Step 1 **脚踝预防肿胀**
贴布2条，长度各2.5格，爪型

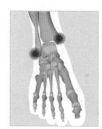

准备姿势：坐姿，脚板向前下压，贴内侧时脚板再向外翻；贴外侧时脚板再向内翻

- 一条贴布在脚踝内翻时从外脚踝后侧开始往脚背贴，另一条贴布在脚踝外翻时从内脚踝后侧开始往脚背贴，两爪状互相交叉，不加拉力。

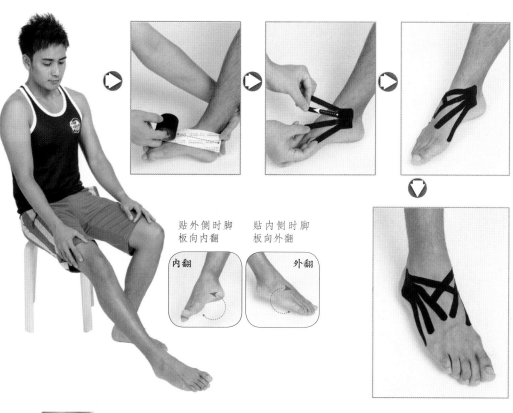

贴外侧时脚
板向内翻

贴内侧时脚
板向外翻

内翻

外翻

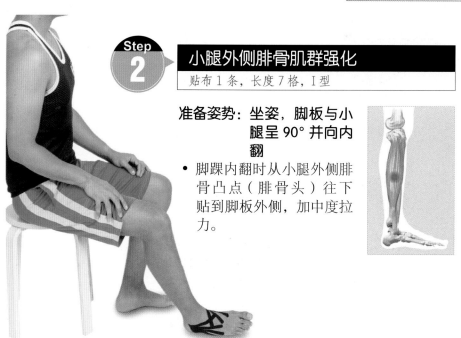

Step
2

小腿外侧腓骨肌群强化

贴布 1 条，长度 7 格，I 型

准备姿势：坐姿，脚板与小
腿呈 90° 并向内
翻

• 脚踝内翻时从小腿外侧腓
骨凸点（腓骨头）往下
贴到脚板外侧，加中度拉
力。

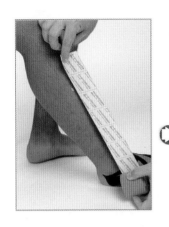 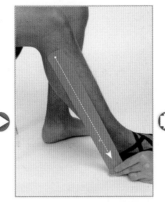 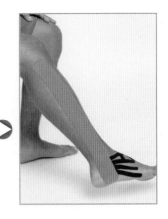

"8" 字脚踝固定

贴布 1 条，长度 12 格，I 型

准备姿势：坐姿，脚板与小腿呈 90°

- 从脚踝上缘开始以 "8" 字方式环绕小腿与脚板，加中度拉力在内外脚踝上，帮助内外固定但能继续维持前后正常动作。

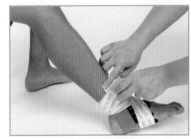

完成

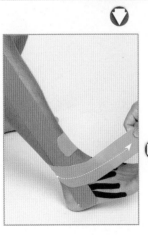 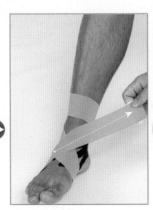 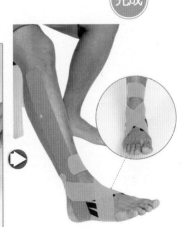

穿高跟鞋引起足底筋膜炎

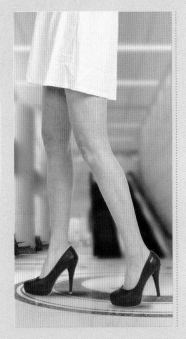

　　高跟鞋是女性高贵与气质的象征。现代女性不仅在平常的办公场所会穿高跟鞋，出去跑业务、走秀、做展销、逛街、参加宴会等也都是高跟鞋不离脚。而像这样长期穿高跟鞋，会在不知不觉中逐渐累积对足底筋膜的压力，导致足底筋膜紧绷从而拉扯脚跟的底部，造成足底疼痛与红肿，甚至引起骨刺的增生。

　　足底筋膜炎的主要特征是早晨下床第一次踩地时脚跟部产生剧烈疼痛，活动一段时间后疼痛逐渐减轻。但周而复始且逐渐加重的疼痛感，不仅会对人的走路与站立产生越来越严重的影响，也会让人变得烦躁不安，生活品质直线下降。

　　缩短的小腿肌肉也是间接造成足底筋膜紧绷的原因。贴扎可以放松小腿肌肉、提高内侧足弓、支持足底筋膜，明显缓解脚跟疼痛的症状。如果再加上伸展运动就可以彻底解决足底筋膜炎的问题了。

放松后侧腓肠肌
贴布 1 条，长度 10 格，Y 型

准备姿势：站姿，呈弓箭步

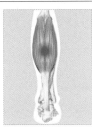

- 站立弓箭步，从足跟底部开始沿着腓肠肌内外缘往上贴到膝后窝内外侧，不加拉力。

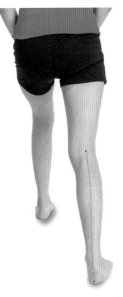

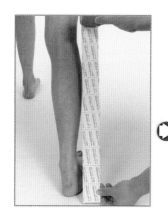 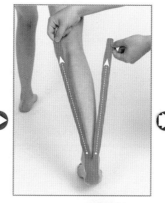 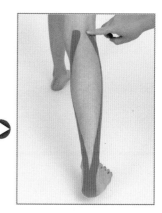

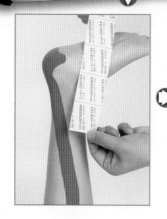

Step 2

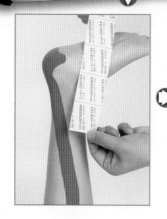

提高内侧足弓

贴布 1 条，长度 4 格，I 型

准备姿势：俯卧姿，膝关节弯曲 90°，脚板与小腿也呈 90°，脚底向上

- 从内脚踝的前上方开始经过脚踝前侧以及脚掌的舟状骨，往下经过脚板内侧、脚底再到外侧小趾的脚掌骨上方，加中度拉力。

 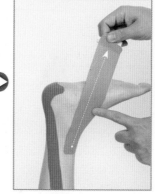 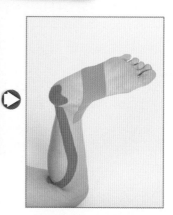

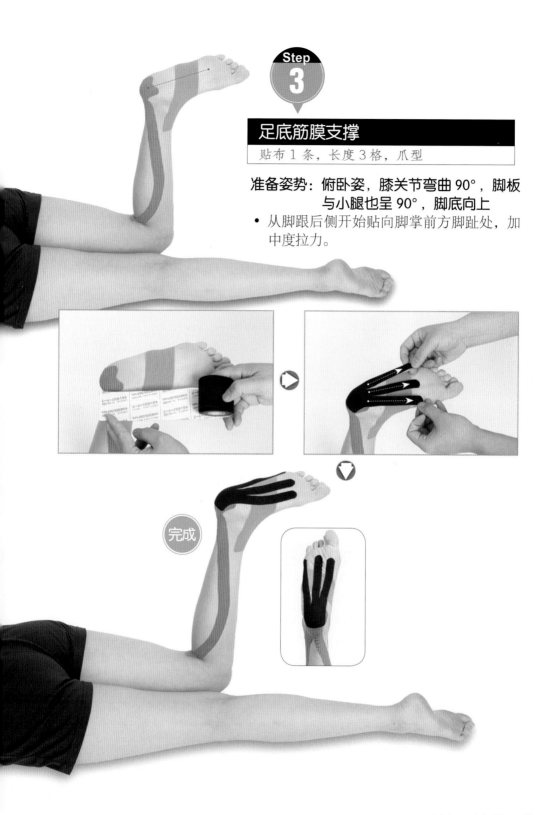

足底筋膜支撑

贴布 1 条，长度 3 格，爪型

准备姿势：俯卧姿，膝关节弯曲 90°，脚板
与小腿也呈 90°，脚底向上

- 从脚跟后侧开始贴向脚掌前方脚趾处，加
  中度拉力。

完成

让拇外翻不再疼痛

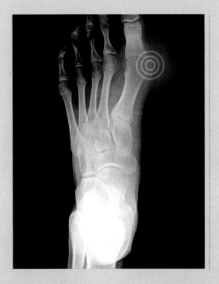

一般人不太明白什么是拇外翻，实际上拇外翻是脚掌骨向外凸出，导致大拇指往内转动的一种脚部畸形症状。拇外翻严重时大拇指甚至会盖在第二趾上方或钻入第二趾下方，导致拇指关节在走路或被按压时就会疼痛，同时拇外翻也会影响穿鞋。拇外翻的成因很多，可能是因为所穿鞋子的鞋头太小或长期穿高跟鞋的缘故，也可能是因骨骼外伤或遗传而产生。另外，足弓内侧的拇指外展肌紧绷也是其中的原因之一。

拇外翻一旦形成，尤其是拇指与第二趾已经产生变形位移时，不正确的关节角度就会改变走路的生物力学，使走路的步态看起来有点跛脚。

贴扎可以放松拇指外展肌并协助调整拇指关节，虽然无法快速矫正异常的骨骼位移，但可以明显减少疼痛感并改善走路的姿势。同时搭配微波、深层摩擦按摩等物理治疗手法，就可以免除疼痛的困扰。如果拇指处严重变形且贴扎的效果不明显，则需到骨科请专业医师评估手术治疗的可能性。

脚趾外展肌放松
贴布 1 条，长度 2.5 格，I 型

准备姿势： 俯卧姿，膝关节弯曲 90°，脚板与小腿也呈 90°，脚底向上

• 从脚板内侧外翻处开始沿着足弓贴往脚跟内侧，不加拉力。

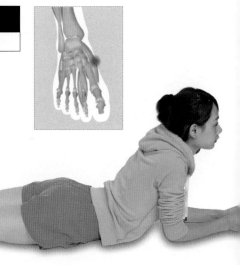

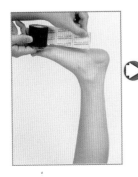
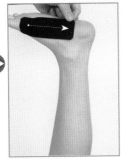

拇外翻矫正

贴布 1 条，长度 1.5 格，I 型

准备姿势： 俯卧姿，膝关节弯曲 90°，
脚板与小腿也呈 90°，脚底
向上

- 从脚的外翻处直接加压再往脚板上下侧
  贴，加强度拉力。

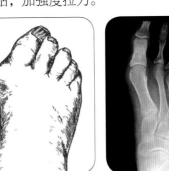

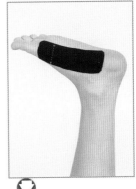

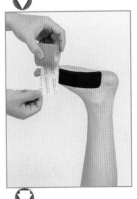

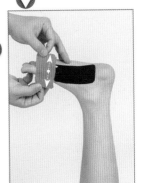

完成

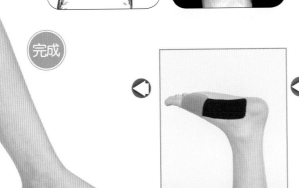

平衡感差

　　平衡感是一种特殊的感官技能，它必须综合视觉、前庭感觉、本体感觉、肌力、肌耐力、肌张力，搭配正确的骨骼排列、关节活动角度、肌肉长度等要素才能达成。属于各种感觉的要素出现问题需要各专科的协助，例如视觉问题需由眼科来处理，前庭感觉问题需由耳鼻喉科来处理，骨骼或肌力方面的问题则可由骨科与康复科来处理。

　　若有骨盆排列异常，应先考虑由物理治疗师以徒手整复的方式复位；处理肌肉筋膜则可以使用肌内效贴扎，针对阔筋膜张肌、臀中肌、背阔肌、腹斜肌等肌肉给予支持保护，从而提高平衡感。除此之外，平衡感的好坏也会受膝盖与脚踝稳定度的影响，可以用提高稳定度的贴法对这两个关节进行贴扎，以此帮助有平衡感问题的中风康复期患者、老人、孩子、运动员等。

Step 1 前外侧阔筋膜张肌与臀中肌强化

贴布左右各1条，长度各9格，I型

准备姿势：侧躺，髋关节与膝关节伸直、腿向后自然垂放

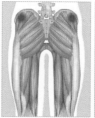 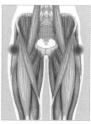

- 从骨盆前外侧向下经过大腿外侧骨头凸起（股骨大转子）再继续贴向两膝关节外下侧到腓骨外凸点（腓骨头），加中度拉力。

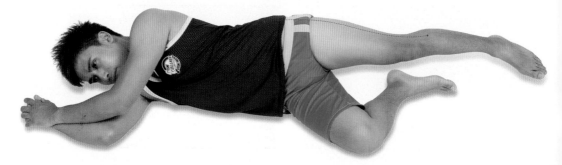

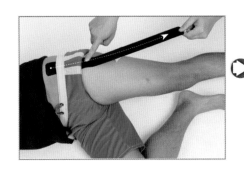 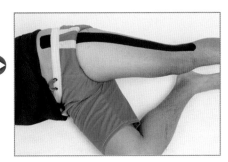

腹部腹斜肌强化

贴布左右各 1 条，长度各 5 格，I 型

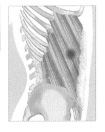

准备姿势：下半身侧躺，上半身再向对侧转到 平躺

- 贴布从耻骨联合处两侧开始往斜上沿着肋骨下 缘贴到身体两侧，加中度拉力。

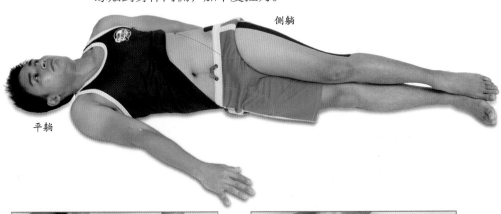

侧躺

平躺

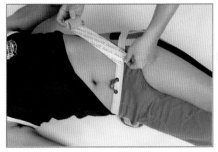 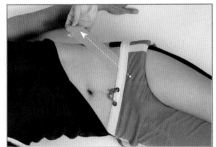

背部背阔肌强化

贴布左右各1条，长度各7格，I型

准备姿势：坐姿，将手放在对侧肩膀上，向对侧旋转上半身，身体尽量前弯延展

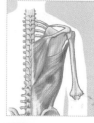

- 贴布从骨盆上缘、脊椎两旁开始，往两侧斜上经过肩胛骨下角贴到两侧腋下，加中度拉力。

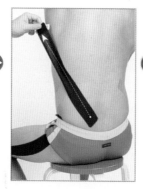

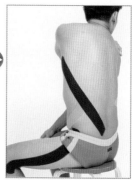

膝关节两侧韧带强化

贴布左右各2条，长度各2格，I型

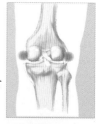

准备姿势：坐姿，膝关节弯曲90°

- 贴布从膝关节的两侧分别向上下贴，加中度拉力。

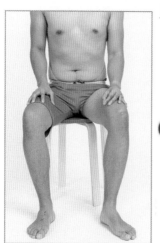

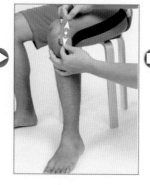

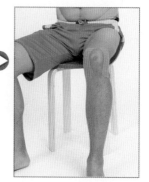

小腿外侧腓骨肌群强化

贴布左右各1条，长度各7格，I型

**准备姿势：坐姿，脚板与小腿呈
90°并向内翻**

- 脚踝内翻时从小腿外侧腓骨凸点
  （腓骨头）往下贴到脚板外侧，
  加中度拉力。

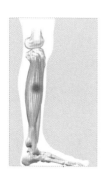

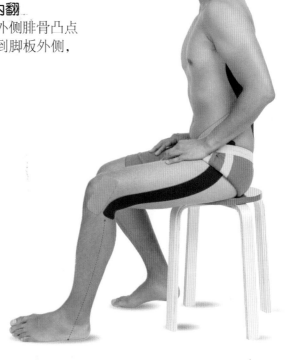

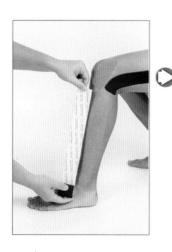
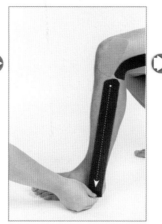
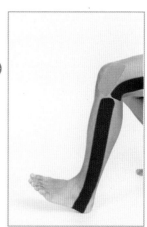

Step 6

"8"字脚踝固定

贴布左右各 1 条，长度各 10 格，I 型

准备姿势：坐姿，脚板与小腿呈 90°

- 从脚踝上缘开始以"8"字方式环绕小腿与脚板，在内外脚踝上加中度拉力，帮助内外固定但能继续维持前后正常动作。

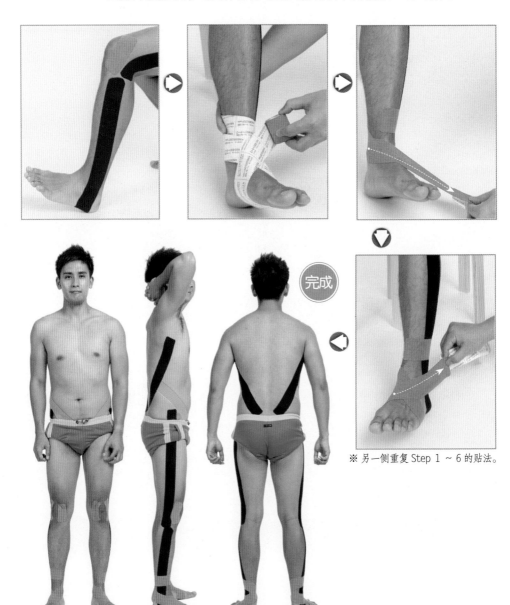

完成

※ 另一侧重复 Step 1 ~ 6 的贴法。

PART 3

搭配肌内效，
运动不可少

　　想要从根本上解决生活中各种恼人不适，在进行肌内效对症贴扎的同时还应搭配相应运动训练。本章介绍的颈部、肩膀、前臂、上背部、下背部、腿部六大部位肌肉运动自我训练疗法将巩固肌内效贴扎的效果，真正开启你的无痛人生。

颈部肌肉运动

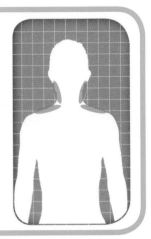

　　针对颈部肌肉问题造成的头痛、头晕、肩颈酸痛等症状，应加强脖子前方胸锁乳突肌的伸展运动以及脖子后侧颈半棘肌、头最长肌、头夹肌等肌群的肌力训练，同时将头部姿势调整到正确位置，就能全面解决肩颈问题了。

胸锁乳突肌伸展运动

▼ 胸锁乳突肌的收缩动作是往对侧转头，所以要伸展胸锁乳突肌，必须在坐姿情况下抬头往同侧旋转，每次伸展的时间为20秒，做10次，一天进行2~3回。

伸展时间
20秒×**10**次
每天**2~3**回

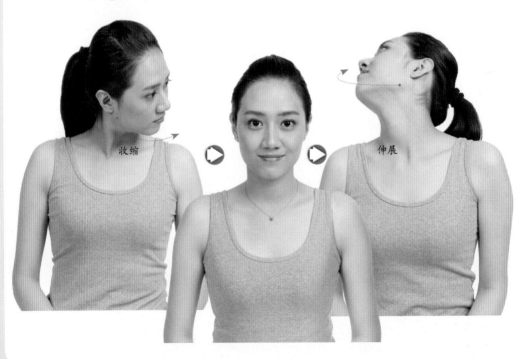

收缩　　　伸展

颈部伸直肌群肌力训练运动

（颈半棘肌、头最长肌、头夹肌）

趴姿

▼ 颈部的伸直肌群肌肉虽然有不同方向，但是收缩动作合力都是往正上方抬头，所以要训练伸直肌群肌力，必须在趴着时朝正上方抬头。

坐姿

◀ 坐姿时双手背在头的后方，让头向后顶，同时双手向前压，每次用力撑住的时间是2秒，做5下，一天进行3~5回。必须注意向后顶时应该收住下颌，以免伤害颈椎。

训练时间

撑 **2** 秒 × **5** 下

每天 **3~5** 回

※ 头部姿势矫正技巧

- 正常姿势下，头部直立时从侧面看耳垂应该落在肩线上。一般常见的错误姿势是下颌向前凸出、耳垂落在肩线前面。当耳垂向前多出2.5厘米，颈椎支撑头部的负担就会增加一倍。所以如果存在这样的错误姿势，应该平行向后收住下颌，使耳垂重新落在肩线上。初期这样的练习可以每次撑住2秒，做5下，一天进行3~5回，希望练习到后期可以恢复自然的姿势。

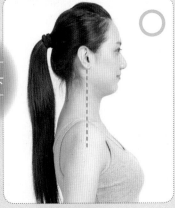

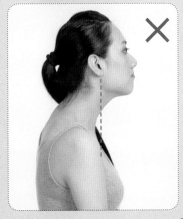

肩膀肌肉运动

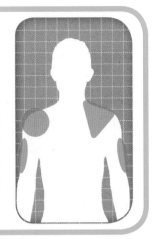

针对肩膀肌肉问题造成的动作疼痛与活动度受限现象，应加强肩胛骨周围旋转肌群的肌力，强化上臂的肱二头肌与三角肌，再搭配进行胸大肌、背阔肌伸展运动，经过一段时间的努力便能完全恢复到正常动作幅度。

肩胛骨周围旋转肌群肌力训练运动

旋转肌群总共有四条，分别为执行外转动作的棘上肌、棘下肌、小圆肌以及执行内转动作的肩胛下肌。

▼ 训练外转肌肉用力应该采用站姿，首先将上臂夹紧身体，然后用前臂的外侧面贴住墙面，用力向外打开做推墙的动作。

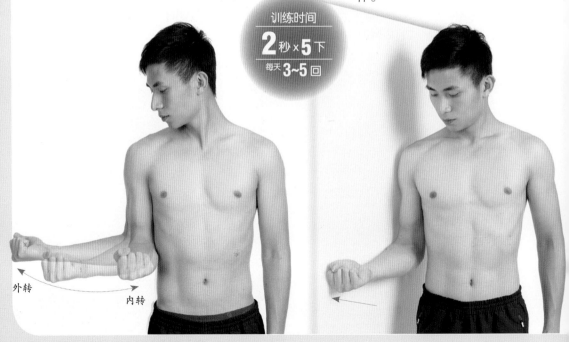

训练时间
2秒×**5**下
每天**3~5**回

外转

内转

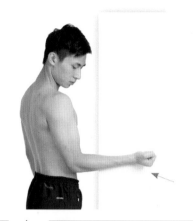

▶ 训练内转肌肉用力方向刚好与外转相反，前臂的内侧面要贴住墙面，用力向内夹做推墙的动作。以上动作每次用力撑住的时间是 2 秒，做 5 下，一天进行 3~5 回。

肱二头肌肌力训练运动

▼ 肱二头肌的主要收缩动作是弯曲前臂。训练肱二头肌肌力时，可以采用站姿，将上臂夹紧身体，手握充满水的塑料瓶或哑铃，前臂通过弯曲来抵抗塑料瓶或哑铃的重量。一般的塑料瓶充满水后大约重 0.5 千克，随着训练的进展可以逐渐将其换成比较重的哑铃。每次用力撑住的时间是 2 秒，做 5 下，一天进行 3~5 回。

三角肌肌力训练运动

▼ 三角肌的主要收缩动作是侧抬上臂。训练三角肌肌力时，可以手握充满水的塑料瓶或哑铃，手掌掌心向下，上臂逐渐向侧边抬起直到水平为止，同样循序渐进换成比较重的哑铃。每次用力撑住的时间是 2秒，做 5 下，一天进行 3~5 回。

训练时间
撑 **2** 秒 × **5** 下
每天 **3~5** 回

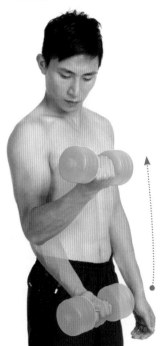

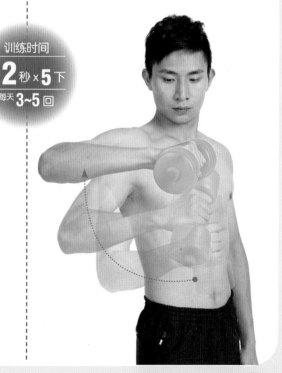

胸大肌伸展运动

▶ 胸大肌的主要收缩动作是将上臂向
胸口中央收紧。所以要伸展胸大
肌，必须采用站姿并将上臂水平抬
高，使前臂与上臂之间呈 90° 并贴
住墙面，之后旋转身体使上臂与胸
口之间的距离拉开。每次伸展的时
间为 20 秒，做 10 次，一天进行 2 ~
3 回。

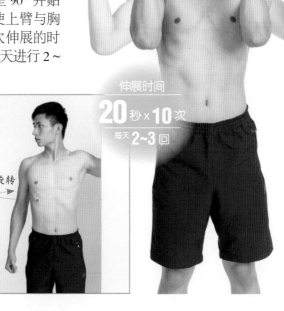

收缩

伸展时间
20秒×**10**次
每天 **2~3** 回

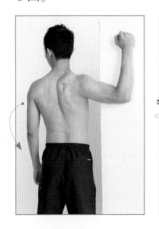

旋转

背阔肌伸展运动

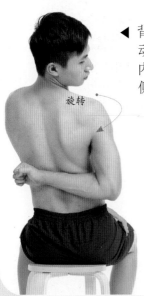

旋转

◀ 背阔肌的主要收缩
动作是将同侧手臂
内夹并使身体往同
侧旋转。

伸展时间
20秒×**10**次
每天 **2~3** 回

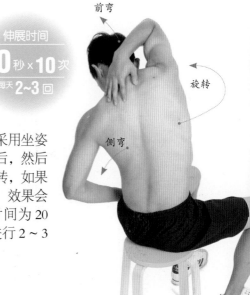

前弯

旋转

侧弯

▶ 要伸展背阔肌，必须采用坐姿
并将同侧手臂背在头后，然后
身体往对侧侧弯并旋转，如果
再增加一点前弯动作，效果会
更好。每次伸展的时间为 20
秒，做 10 次，一天进行 2 ~ 3
回。

前臂肌肉运动

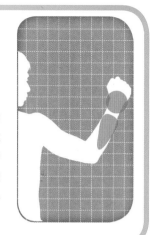

　　针对前臂肌肉问题造成的手肘手腕疼痛与动作无力现象，应通过增加手腕屈曲肌群与伸直肌群的伸展运动来解决。如果是手肘外侧疼痛，就要搭配伸腕肌、伸指肌的肌力训练；如果是手肘内侧疼痛，则要搭配屈腕肌、屈指肌的肌力训练。大拇指的疼痛或无力现象则必须通过训练拇指外展肌与伸直肌的肌力来改善。

屈腕屈指肌群与伸腕伸指肌群肌力训练运动

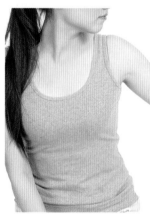

◀ 屈腕屈指肌群肌力训练是从手肘的内侧出发，经过手腕延展到手掌与手指，主要的收缩动作是弯曲手腕与手指。训练屈腕屈指肌群肌力，可以将手握紧后弯曲手腕。

训练时间
撑 **2**秒×**5**下
每天 **3~5**回

▼ 伸腕伸指肌群肌力训练是从手肘的外侧出发，经过手腕延展到手背与手指，主要的收缩动作是翘起手腕与手指。训练伸腕伸指肌群肌力，可以将手指伸直打开后翘起手腕。

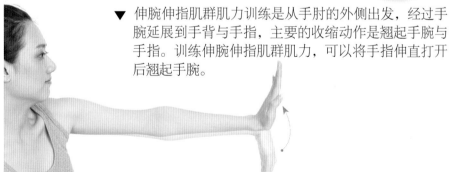

　　上述两组动作都是每次用力撑住2秒，做5下，一天进行3~5回，随着训练的进展可以用另一手来增加阻力。

屈腕屈指肌群与伸腕伸指肌群伸展运动

伸展时间
20秒×**10**次
每天**2~3**回

▼ 伸展屈腕屈指肌群时可以采用坐姿并将手臂水平抬高到90°，手掌掌心朝上，另一手按住手掌并往下压。

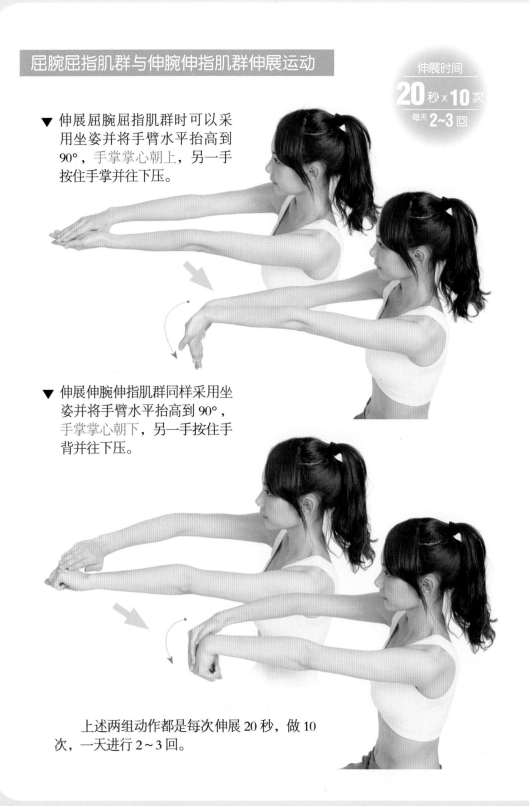

▼ 伸展伸腕伸指肌群同样采用坐姿并将手臂水平抬高到90°，手掌掌心朝下，另一手按住手背并往下压。

　　上述两组动作都是每次伸展20秒，做10次，一天进行2~3回。

拇指外展肌与拇指伸直肌肌力训练运动

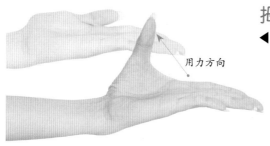

用力方向

拇指外展肌收缩动作

◀ 训练拇指外展肌，要在手掌掌心朝上的情况下，将大拇指以离开掌心的方式打开，并用另一手轻微压住大拇指以增加阻力。

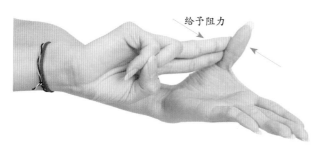

给予阻力

训练时间
撑 **2** 秒 × **5** 下
每天 **3~5** 回

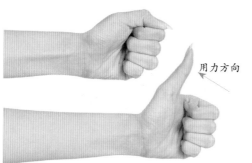

用力方向

拇指伸直肌收缩动作

◀ 训练拇指伸直肌，要手握拳并用力做大拇指翘起的动作，同时用另一手轻微压住大拇指以增加阻力。

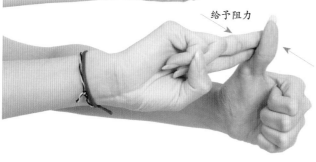

给予阻力

上述两组动作都是每次用力撑住2秒，做5下，一天进行3~5回。

上背部肌肉运动

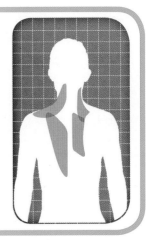

针对上背部肌肉问题造成的膏肓痛或驼背现象，应加强上背肌与斜方肌的肌力训练，同时伸展肩胛骨内侧缘的菱形肌与内上角的提肩胛肌，再以扩胸运动调整姿势，就能解决恼人的不适。

上背肌肌力训练运动

▼ 上背肌是多条从颈部到上背部肌肉的总称，主要的收缩动作会使脖子直立、上背部撑直。因此训练上背肌时要采取趴着的姿势，将双手交握在背后，内收下颌并由头开始带动脖子再到上背逐渐抬高，高度以胸口微微离开平面即可。每次用力撑住的时间为2秒，做5下，一天进行3~5回。

训练时间
撑 **2** 秒 × **5** 下
每天 **3~5** 回

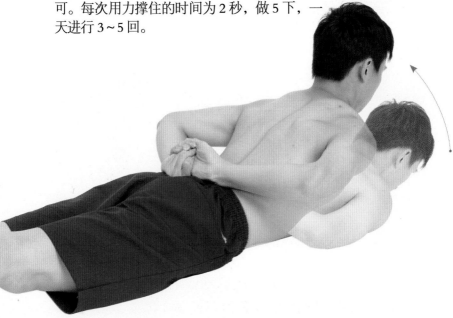

斜方肌肌力训练运动

斜方肌的收缩动作分为三个：上斜方肌动作为耸肩、中斜方肌动作为肩胛骨往后夹、下斜方肌动作为肩膀下压。因此训练斜方肌要从以下三个不同角度进行。

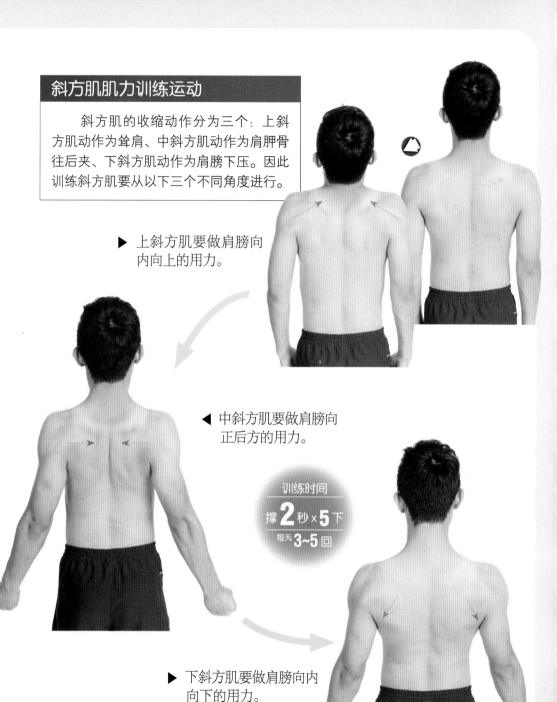

▶ 上斜方肌要做肩膀向内向上的用力。

◀ 中斜方肌要做肩膀向正后方的用力。

训练时间
撑 **2** 秒 × **5** 下
每天 **3~5** 回

▶ 下斜方肌要做肩膀向内向下的用力。

上述三组动作都是在手臂自然下垂的状况下进行，每次用力撑住的时间为2秒，做5下，一天进行3~5回。

菱形肌伸展运动

▶ 大小菱形肌从胸椎走向两
边的肩胛骨内侧边缘，主
要的收缩动作是让肩胛骨
向胸椎靠近。

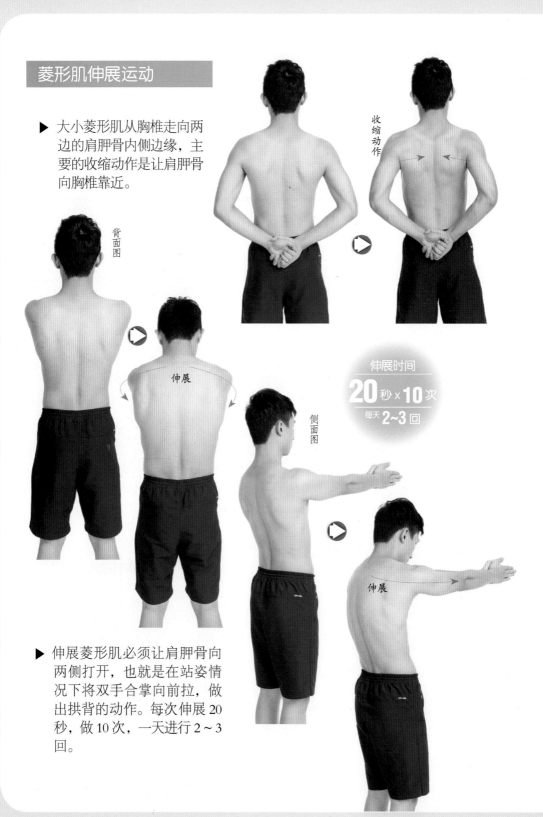

背面图

收缩动作

伸展

侧面图

伸展时间
20秒×**10**次
每天**2~3**回

伸展

▶ 伸展菱形肌必须让肩胛骨向
两侧打开，也就是在站姿情
况下将双手合掌向前拉，做
出拱背的动作。每次伸展 20
秒，做 10 次，一天进行 2 ~ 3
回。

提肩胛肌伸展运动

伸展时间
20 秒 × **10** 次
每天 **2~3** 回

▼ 提肩胛肌从颈椎走向两边的肩胛骨内上角，主要的收缩动作是让肩胛骨向上移动并且向内旋转。

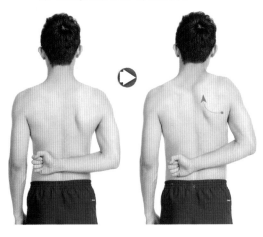

▼ 要伸展提肩胛肌必须先让肩胛骨向外旋转，然后再侧向伸展颈椎。也就是在站姿情况下，将双手举过头顶，一只手放在脖子后面，另一只手放在头部，然后拉动头部造成对侧脖子绷紧。每次伸展 20 秒，做 10 次，一天进行 2~3 回。

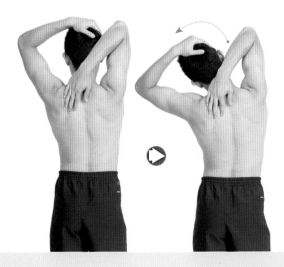

※ 上背姿势矫正技巧

● 驼背合并圆肩是常见的不良姿势。正常的姿势下手掌应该贴在大腿两侧，但上背姿势不良的人，手掌往往面向后方。因此矫正的重点在于减少胸椎的弯曲度，并让过度向前的肩膀(肩胛骨)回归正中的位置。可以站着并试着向上向后挺直上背部，让胸椎更直立一些，然后再做肩胛骨向后夹、靠近胸椎的扩胸动作，使手掌可以自然转回并贴在大腿两侧。初期这样的练习可以每次撑住 2 秒，做 5 下，一天进行 3~5 回，希望练习到后期可以恢复自然的姿势。

训练时间
撑 **2** 秒 × **5** 下
每天 **3~5** 回

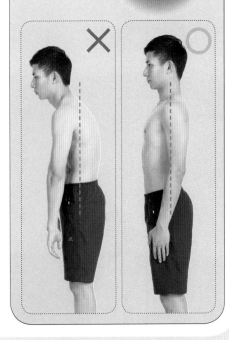

下背部肌肉运动

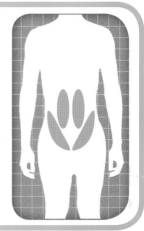

　　针对下背部（也就是腰臀部）肌肉问题造成的下背痛或身形走样现象，应该加强进行对腹部与背部四周的腹直肌、腹斜肌、腹横肌、背阔肌、竖脊肌等核心肌肉的肌力训练，臀部下垂部分可以通过训练臀大肌的肌力与肌耐力来改善，这样便可自然提臀并保持曼妙身形了。

腹肌肌力训练运动

　　腹肌由外而内、由浅至深依序为腹斜肌、腹直肌、腹横肌，它们在身体的前面与侧面形成自然的屏障，包覆内脏并支撑脊椎，所以又被称为"核心肌群"。

▶ 当身体做斜向弯曲动作时，要搭配上腹外斜肌与下腹内斜肌共同收缩。所以训练腹斜肌可以采用躺姿并双手抱胸、双脚踩地做斜向的仰卧起坐，让右手手肘碰到左腿膝盖、左手手肘碰到右腿膝盖。

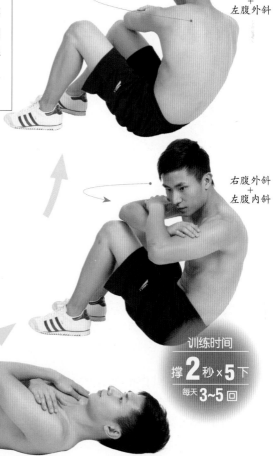

右腹内斜
＋
左腹外斜

右腹外斜
＋
左腹内斜

训练时间
撑 **2** 秒 × **5** 下
每天 **3~5** 回

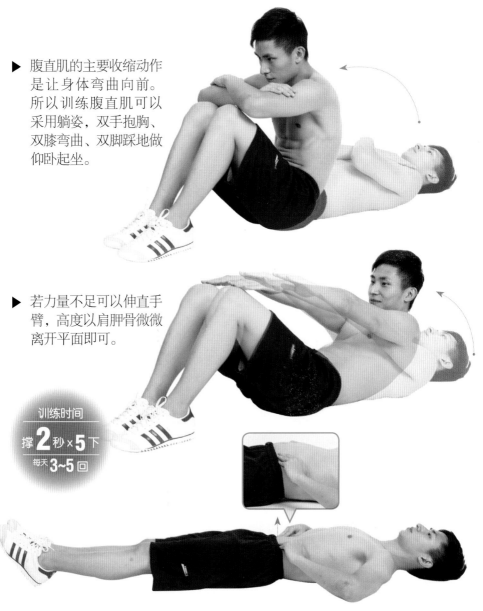

▶ 腹直肌的主要收缩动作是让身体弯曲向前。所以训练腹直肌可以采用躺姿，双手抱胸、双膝弯曲、双脚踩地做仰卧起坐。

▶ 若力量不足可以伸直手臂，高度以肩胛骨微微离开平面即可。

训练时间
撑 **2** 秒 × **5** 下
每天 **3~5** 回

▲ 训练腹横肌则以腹部内收合并控制呼吸为主，并非要做出大的动作。可全身伸直平躺且微微夹住臀部，感觉下背部平贴于床上后，在缩小腹的姿势下做深呼吸动作。

前几组动作每次用力撑住的时间为 2 秒，做 5 下，一天进行 3～5 回；最后一组动作进行 3～5 回的深呼吸，过程中特别注意应持续夹住臀部并收小腹。做 1～3 组动作时切勿用双手抱住脖子，以免因压力过大而致颈椎受伤。

背阔肌与竖脊肌肌力训练运动

背阔肌与竖脊肌从后侧包覆身体并维持正确的脊椎排列，竖脊肌也是核心肌群之一。

▶ 由于背阔肌的主要收缩动作发生在手臂，所以训练背阔肌时可以采用站姿将上臂夹紧身体、前臂与上臂呈 90°，然后做手肘向后推的动作，看起来很像划船的姿势。

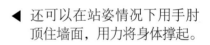

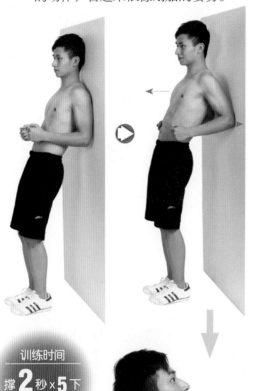

◀ 还可以在站姿情况下用手肘顶住墙面，用力将身体撑起。

训练时间
撑 **2** 秒 × **5** 下
每天 **3~5** 回

◀ 竖脊肌是背部深层纵向肌群的总称。它从骨盆开始向上连接到头骨后侧，可稳定每一节脊椎并做出背部挺直的动作。所以训练竖脊肌应采用趴着的姿势并将双手背在身体后方，从颈椎开始以缓慢速度逐渐挺直抬高，经过胸椎、腰椎后停在骨盆处。

上述动作都是每次用力撑住 2 秒，做 5 下，一天进行 3 ~ 5 回。

臀肌肌力训练运动

　　骨盆前倾容易伴随腰部疼痛以及骨盆与脊椎之间的排列异常，也容易造成小腹凸出、臀部下垂的现象，从而影响仪态。

▶ 臀肌分布在臀部周围帮助支撑骨盆使其处于正确位置，尤其以臀大肌的作用最为重要，主要的收缩动作是让大腿向身体后面抬。所以训练臀大肌可以在站立的同时向后抬高大腿。

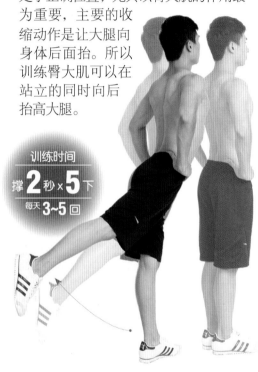

训练时间
撑 **2** 秒 × **5** 下
每天 **3~5** 回

▼ 随着训练的进展则可在趴着骨盆不移动、不侧弯的情况下向后抬高大腿。

　　上述动作每次用力撑住的时间为2秒，做5下，一天进行3~5回。

※ 下背姿势矫正技巧

● 常见的下背错误姿势是骨盆向前倾造成小腹凸出，背后腰椎处的曲线明显增加。矫正技巧在于增加核心肌肉的出力、调整骨盆的位置、减少腰椎的曲线。在站立情况下使肚脐内收、些微提肛，并做3~5次的腹式深呼吸，然后前后活动骨盆调整到腰椎曲线趋于平坦，维持姿势再做3~5次的腹式深呼吸。这样的方式一天反复进行3~5回，希望练习到后期可以恢复自然的姿势。

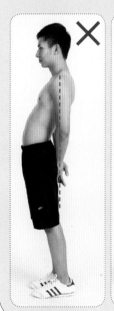

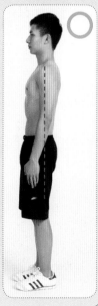

腿部肌肉运动

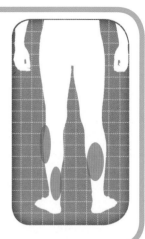

　　针对腿部肌肉问题造成的萝卜腿、腿酸、脚踝容易扭伤或足底筋膜紧绷等现象，应该适当放松小腿的腓肠肌、比目鱼肌，并强化脚踝外翻的腓骨长肌与腓骨短肌、内翻的胫前肌与胫后肌的肌力。再加上时常用脚滚动高尔夫球或网球使紧绷的足底筋膜得以放松，就可以达到瘦腿、保护脚踝的效果。

腓肠肌与比目鱼肌伸展运动

▼ 腓肠肌在小腿后侧、跨越膝关节与踝关节，主要的收缩动作是让膝关节弯曲合并脚板向下踏。

▼ 要伸展腓肠肌，必须在膝关节伸直之下做弓箭步拉筋。

伸展时间
20秒×**10**次
每天**2~3**回

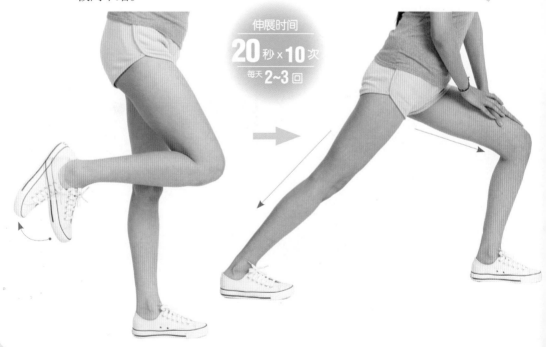

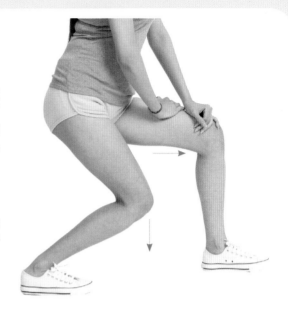

▶ 比目鱼肌仅跨越踝关节，因此主要的收缩动作是让脚板下踏。伸展比目鱼肌必须在膝关节弯曲的姿势下做弓箭步拉筋。

　　上述两组动作都是每次伸展 20 秒，做 10 次，一天进行 2～3 回。

腓骨肌群肌力训练运动

▼ 腓骨肌又分为长肌与短肌，从小腿的侧面向下延伸到足底，主要的收缩动作是让脚板向外侧翻动，所以在快要扭伤(内翻)时，可以担任阻抗的角色。由于外翻动作不易呈现，所以训练时可以采用坐姿，双膝之间夹住双拳以避免膝盖移动，将两个小腿微微向外张开，然后做脚板外翻动作，让内侧足弓接近贴地。每次用力撑住的时间为 2 秒，做 5 下，一天进行 3～5 回。

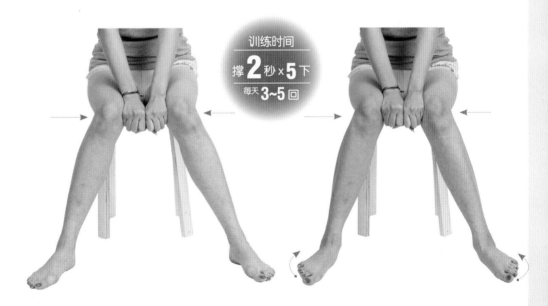

训练时间
撑 **2** 秒 × **5** 下
每天 **3~5** 回

胫骨肌群肌力训练运动

▶ 胫骨肌又分为前肌与后肌，前肌从胫骨前外侧走到脚踝前面之后会绕到脚板内侧，而后肌从胫骨后内侧走到内脚踝、再从内脚踝后面绕到脚板内侧，所以两条肌肉共同收缩用力后会让脚板向内翻动。训练胫骨肌群动作与腓骨肌群相反，在坐姿情况下双膝之间夹住双拳以避免膝盖移动，将两个小腿微微向内收，然后做脚板内翻动作。每次用力撑住的时间为 2 秒，做 5 下，一天进行 3~5 回。

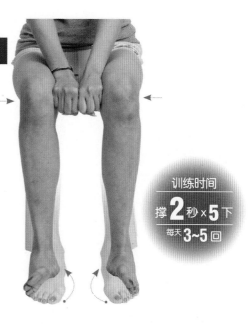

训练时间
撑 **2** 秒 × **5** 下
每天 **3~5** 回

※ 足底筋膜放松技巧

• 足底筋膜是从足跟到脚掌骨底部的区域，一般来说分为内、中、外三条，其被视为腓肠肌与比目鱼肌的延伸结构，可以支撑足弓。但如果足底筋膜太过紧绷则可能导致足弓过高或造成足跟处牵拉而形成骨刺，两者都可能会引起足底疼痛。故足底筋膜太过紧绷者可以考虑在坐姿或站姿情况下脚踩弹性较好的网球来放松，也可以搭配滚动来加强效果；较为放松后可以尝试用质地较硬的材料例如高尔夫球来代替网球。可依序从脚跟往脚掌骨前端一点一点踩压，每点踩压的时间为 10 秒，内、中、外侧都可以依循此方式一天进行 1~2 回。

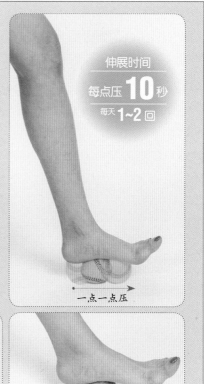

伸展时间
每点压 **10** 秒
每天 **1~2** 回

← 一点一点压

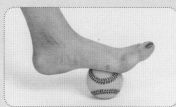

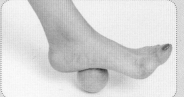

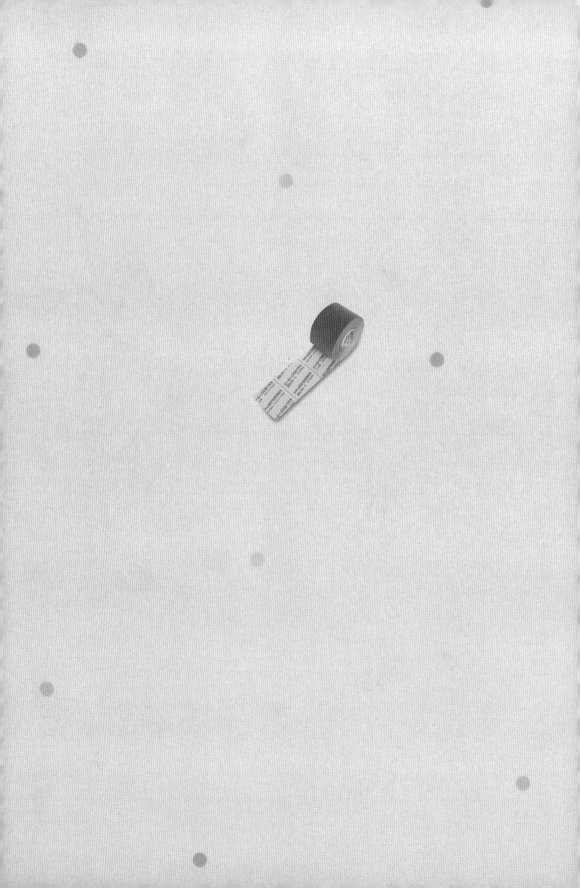